全国高等院校医学检验专业实验教学规划教材

供医学检验、卫生检验、医学实验技术等专业使用

分子诊断学实验指导

主　编　黄韵祝

副主编　张吉才　黄　山　杨红英

编　委　(按姓氏笔画排序)

丁元廷(贵阳中医学院第一附属医院检验科)

方　文(贵阳医学院医学检验系)

冉贵萍(贵阳医学院医学检验系)

毕　莹(贵阳医学院医学检验系)

杨红英(昆明医学院医学检验系)

张吉才(湖北医药学院附属太和医院检验部)

邰文琳(昆明医学院医学检验系)

高　波(湖北医药学院附属太和医院检验部)

黄　山(贵州省临床检验中心)

黄　健(贵阳医学院医学检验系)

黄　海(贵阳医学院医学检验系)

黄韵祝(贵阳医学院医学检验系)

鄢仁晴(遵义医学院医学检验系)

科 学 出 版 社

北 京

内 容 简 介

本教材共四篇 24 个实验。第一篇基本实验操作,介绍分子诊断学实验室的常规仪器设备、安全注意事项及基本实验操作技术;第二篇基础训练型实验,介绍分子诊断学基本实验技术,包括核酸的提取及鉴定、PCR 技术、分子杂交技术、DNA 测序技术。第三篇综合提高型实验及第四篇研究应用型实验,着重对综合性、设计性、应用性实验以及适用于临床或有临床应用前景的分子诊断实验进行了介绍。尤其介绍了最新的分子诊断临床项目,如 EGFR 基因突变的检测、PCR-单链构象多态性分析、BCR/ABL 融合基因的检测和定量 PCR 的质量控制中检测灵敏度、准确度、特异度判断等。每个检查项目让学生掌握技术原理、实验方法和标准操作规程,在此基础上,结合分子诊断临床应用的特点,让学生了解临床常用分子诊断检测项目的临床意义以及分子诊断室质量控制方法。

本书可供高等院校医学检验专业、卫生检验专业学生实验使用,也可供从事临床检验工作和医学研究的技术人员参考使用,并可用作临床医学、医学影像学、麻醉学、法医学、预防医学以及药学专业实验教学的参考用书。

图书在版编目(CIP)数据

分子诊断学实验指导 / 黄韻祝主编 . —北京:科学出版社,2012.6
全国高等院校医学检验专业实验教学规划教材
ISBN 978-7-03-034604-9

Ⅰ. 分…　Ⅱ. 黄…　Ⅲ. 分子生物学-实验室诊断-医学院校-教材　Ⅳ. R466

中国版本图书馆 CIP 数据核字(2012)第 115747 号

责任编辑:李国红　李　植 / 责任校对:刘小梅
责任印制:徐晓晨 / 封面设计:范璧合

科 学 出 版 社 出版
北京东黄城根北街 16 号
邮政编码: 100717
http://www.sciencep.com

北京厚诚则铭印刷科技有限公司 印刷
科学出版社发行　各地新华书店经销

*

2012 年 6 月第 一 版　　开本:787×1092　1:16
2017 年 1 月第三次印刷　　印张:6 1/2
字数:146 000

定价:22.00 元
(如有印装质量问题,我社负责调换)

《全国高等院校医学检验专业实验教学规划教材》
编写指导委员会

序

　　医学检验是临床医学与实验医学的有机结合,是运用物理学、化学、分子生物学、免疫学、病原生物学、生物信息学、细胞学等技术,为疾病预防保健、疾病诊断、治疗及科研等提供客观依据的一门学科。医学检验专业的培养目标是培养既具有基础医学、临床医学和检验医学理论知识,又具有实验室基本技能和一定创新能力的高级医学检验人才。

　　按照《教育部关于"十二五"普通高等教育本科教材建设的若干意见》(教高〔2011〕5号)"充分发挥高等学校在教材建设中的主体作用。……高等学校要根据学校特色,促进教材建设与人才培养相结合,与专业建设、课程建设、科研工作、教学方式方法改革和教学辅助资源建设相结合,形成良性互动,建设高质量教材"的精神,这套《全国高等院校医学检验专业实验教学规划教材》由贵阳医学院牵头,联合第三军医大学、湖北医药学院、北京大学医学部、湖南师范大学、宁夏医科大学、遵义医学院、昆明医学院、海南医学院、徐州医学院、贵阳中医学院、贵阳护理职业学院等高等医药院校和贵州省临床检验中心、贵州省人口计生科研所、贵州省人民医院、贵州省血液中心、贵阳市妇幼保健儿童医院、广州军区总医院以及贵州省肿瘤医院的专家教授共同编写。这套教材包括了医学检验专业课程的七本实验教材,分别是《临床基础检验学实验指导》、《临床生物化学检验实验指导》、《临床微生物学检验实验指导》、《临床免疫学检验实验指导》、《临床血液学检验实验指导》、《分子诊断学实验指导》及《临床输血学检验实验指导》。本教材可供高等院校医学检验专业、卫生检验专业学生实验使用,也可供从事临床检验工作和医学研究的技术人员参考使用。

　　本书的顺利出版,是各位编者辛勤劳动的结果,也得到各参编单位的大力支持,尤其得到教育部国家级教学团队、高等学校特色专业建设点、贵州省高等学校教学内容和课程体系改革重点项目、贵州省教育厅省级实验教学示范中心和贵州省卫生厅、贵阳医学院及贵阳医学院附属医院专项资金的资助,在此一并致谢。

　　敬请各位读者在使用中多提宝贵意见,以利修改再版。

《全国高等院校医学检验专业实验教学规划教材》编写指导委员会

2012 年元月

前　言

随着分子生物学突破性发展和相关技术的进步,对疾病的诊断及病情治疗效果的判断也随之逐渐进入分子水平,分子诊断学因此应运而生。分子诊断学是利用分子生物学技术来研究机体外源性和内源性生物大分子和大分子体系的存在、结构或表达调控的改变,从而为疾病的预测、预防、诊治和转归提供分子水平信息的学科。分子诊断学已经成为医学检验的重要组成部分。

鉴于目前分子诊断学的快速发展,如何在教材中选用适当的项目以及相关技术和方法是一个棘手的问题,加之作为一种全新的实验室检验领域,不少医务工作者对它的了解也十分有限,这些都是编写过程中必须考虑的现状。目前国内外出版的有关分子诊断学实验教材也在不断增多,并且各有特色,在这次编写过程中,我们也参阅了这些教材,并从中学习了不少长处。这本《分子诊断学实验指导》作为《分子诊断学》的配套实验教材,编写的基本宗旨是与理论教材互为补充,以分子生物学基本技术和适用于临床或有临床应用前景的分子诊断检验项目为主要内容,力求体现应用性、综合性和设计性,以便医学检验专业的学生、临床实验室工作者和医务工作者可以较全面了解分子诊断学的检测技术、检验项目和临床意义,为他们提供一本实用性较强的工具书。

本教材不仅适用于医学检验专业本科、专科及成人教育的学生,也适用于临床检验工作者、临床医务工作者和医学研究人员。

本书的编者由多所医学院校长期从事分子诊断学教学和临床实践工作的教师、专家组成,他们有系统的理论知识和丰富的教学和临床检验实践经验,他们不少是在分子诊断学领域各有专长的硕士、博士,有的是作风严谨、思想活跃的青年教师,大多编者参加过有关临床检验的理论教材和实验教材编写,他们这次都为力争编写一本精品实验教材尽了最大努力。但由于编撰时间有限及编者水平有限,本教材中难免会有一些不足甚至错误之处,希望读者提出宝贵意见和建议,更望同行专家给予宝贵指导,以便再版时修改完善。

倘若本教材不仅有助于学生对分子诊断学的学习,并对临床实践工作和科研工作起到积极的推动作用,我们的目的就达到了。

编　者

2011 年 11 月 21 日

目　　录

第一篇　基本实验操作

实验一　分子诊断学实验室的常规仪器设备及有关操作

【实验目的】

掌握分子诊断学实验室常规仪器设备的功能和使用方法。

【实验器材】

温度控制系统、水净化装置、灭菌设备、计量设备、离心设备、电泳装置、超净工作台、PCR 仪等。

【实验内容】

（一）温度控制系统

1. 冰箱

根据药品、试剂及多种生物制剂保存的需要，必须具备不同控温级别的冰箱，最常使用的有 4℃、-20℃和-80℃冰箱。

4℃冰箱适用于储存某些溶液、试剂、药品等。

-20℃冰箱适用于某些试剂、药品、酶、血清、配好的抗生素和 DNA、蛋白质样品等的保存。

-80℃冰箱适用于某些长期低温保存的样品、纯化的样品、特殊的低温处理消化液等的保存。

0~10℃的冷柜适用于低温条件下的电泳、层析、透析等实验。

2. 液氮罐

某些实验材料，如细胞株、菌株、组织标本以及纯化的样品等要求速冻或长期低温保存，应放置在更低温度的环境中，液氮罐就是这样的冷冻保存装置，它可达-196℃的低温。液氮罐为双层结构，中间为真空层，在罐内盛放液氮。其规格有多种，如 10L、15L、30L、35L、50L 等，可根据需要选用。初次启用液氮罐时，应缓慢加入液氮，使容器内部温度均匀下降，液氮温度低，切勿溅到皮肤上，以防冻伤。冻存细胞时，应逐步降温，不能直接将待冻存的细胞放入液氮罐，而应先经-20℃过夜，再经-70℃过夜后转入液氮罐保存。

3. 培养箱

37℃恒温箱主要用于细菌的固体培养和细胞培养；CO_2培养箱适用于培养各种细胞；利用 37℃恒温空气摇床可以进行液体细菌的培养。

4. 水浴箱

水浴箱有不同类型，可根据需要选用。25~100℃水浴摇床可用于分子杂交、各种生物化学酶反应等实验的保温;25~100℃水浴箱用于常规实验;循环式或恒温水浴箱是可以制冷也可以加热的水浴箱,主要用于 DNA 探针缺口标记、酶反应试验、电泳冷却循环用水等。

5. 烤箱

烤箱主要用于烘干实验器皿,有些需要温度高些,有些需要温度低些,如涉及 RNA 实验的用具,就需要在 250℃烤箱中进行烘干,而有些塑料用具只能在 42~45℃的烤箱中进行烘干。

（二）水净化装置

随着分子诊断学的飞速发展,许多实验对水的纯度要求很高。

1. 蒸馏水器

它的工作原理是利用液体遇热气化遇冷液化的原理制备蒸馏水。单蒸水常难以满足实验要求。双蒸水、三蒸水可用于试剂配制,许多实验要求采用去离子水。

多次蒸馏水可除去水中挥发性杂质,不能完全除去水中溶解的气体杂质。

2. 离子交换器

用离子交换法制备的水称去离子水。离子交换器去离子效果好,但不能除去水中的非离子型杂质,其中常含有微量的有机物(树脂等)。

3. 超纯水

用蒸馏水、离子交换水、反渗透纯水作为供水,磁铁耦合齿轮泵作用使水循环制备而得。用于 PCR、氨基酸分析、DNA 测序、酶反应、组织和细胞培养等。

（三）灭菌设备

细菌和细胞培养及核酸等有关的实验,所用的试剂、器皿及其他实验用具,应严格灭菌,有的实验还要求没有核酸酶的污染,故应将实验器械、试剂等进行高压灭菌。对于经过导入 DNA 重组分子的菌株,操作后必须进行严格的高压灭菌处理。常用的灭菌器械有:蒸汽高压锅、干烤箱、过(超)滤器、紫外灯、酒精灯等。此外,消毒剂浸泡也是常用的灭菌方法。

（四）计量设备

1. 液体体积度量系统

除各种量筒、移液管、容量瓶等液体容器外,各种型号的微量加样器是分子诊断学实验中经常使用的液体量取器具。

2. 称量设备

最常用的称量工具是各种不同感量的天平和电子天平等,它们适用于各种缓冲液的配制和标准物质的称量。大于或等于 0.1g 的物质常用双托盘天平称量,而 0.1g 以下物质应使用电子天平称量。

3. pH 测量系统

pH 计:是测定溶液中 H^+ 浓度的仪器,主要通过一对电极,在不同的 pH 溶液中产生不同的电动势用 pH 表示出来。

pH 试纸:只适用于培养液、缓冲液或其他试剂溶液的 pH 的粗略估计。而大部分试剂的配制要求严格的 pH,需精确度高(小数点后两位)的 pH 计。

4. 分光光度计

分光光度计是利用物质在可见光和紫外线区域中的吸收光谱来鉴定该物质的性质及其含量的一种仪器。它是由光源、单色器、吸收池、接收器、测量仪表或显示屏幕所组成。吸光度值是许多溶液中溶质定量的方便指标之一,通过所产生的单色光测定某一溶液对该单色光的吸收值,利用它可进行核酸溶液定量和纯度的初步判断。主要有可见分光光度计、紫外/可见分光光度计等。

(五) 离心设备

在分子诊断学实验过程中,离心技术是最常用的技术之一。主要利用离心机转头转动时产生的强大离心力场对物质进行沉淀、分离、纯化、浓缩等处理。离心机按其转速分为低速(普通)离心机、高速离心机和超速离心机三种类型。通过这些离心机的使用,可以完成分子诊断学研究中分离、提纯、鉴定、生物大分子分析等重要的研究工作。

1. 普通离心机

普通离心机最大转速为 6000r/min,最大离心力为 6000g。

(1) 医用或台式离心机:是离心机中最简单且廉价的,最常用于压紧或收集小量快速沉降的物质,如红细胞、粗大的沉淀物、酵母菌和细菌等。

(2) 低速冷冻离心机:主要用于细胞、细胞核、细胞膜、细菌的沉淀和收集等。

2. 高速离心机

高速离心机最大转速为 25 000r/min,最大离心力为 89 000g。多用于制备、收集微生物、细胞碎片、细胞、大的细胞器、硫酸铵沉淀物以及免疫沉淀物等。

台式高速冷冻离心机(3K15)由德国 SIGMA 公司生产,最大离心力可达 23 031g,最大容量可达 4×200ml,用于混合样品中目标组分的分离与鉴定。其操作程序如下:

(1) 开盖并安装转子。

(2) 打开电源,设置转子、转速、时间、温度等参数。

1) 按"Deckel Lid Couvercle"键开仓门,把所需的转子放入仓内,卡入螺钉,用扳拧紧,加转子盖。

2) 按转速面板中功能选择键,选到"Rotor"后再按"Edit"键,此时转速面板显示窗中数字闪动,通过"↑"或"↓"键将显示窗中的数字设为与转子编号一致,按"Enter"键确定。

3) 按转速面板中功能选择键,选到"Drehzahl Speed Vitesse"后再按"Edit"键,此时转速面板显示窗中数字闪动,通过"↑"、"↓"、"←"或"→"键设置所需转速(不同的转子有不同的最高转速,请注意设置),按"Enter"键确定。

4) 按温度和时间面板中功能选择键,选到"Zeit Time Minuterie"后再按"Edit"键,此时温度和时间面板显示窗中数字闪动,通过"↑"、"↓"、"←"或"→"键设置所需时间,按"Enter"键确定。

5) 按温度和时间面板中功能选择键,选到"Temperatur"后再按"Edit"键,此时温度和时间面板显示窗中数字闪动,通过"↑"、"↓"、"←"或"→"键设置所需温度,按"Enter"

键确定。

6）转速、时间、温度等参数都设置好后关仓门，预冷离心机到所需温度。

7）程序面板"Programm"中的程序已经设置好，不需要进行设置，请不要随便更改。

（3）严格平衡离心样品管，开仓放样品管，拧紧转子盖，关仓门，按"Start"键开机工作。如果平衡警告灯"Unwucht Imbalance Balourd"亮起，提示离心样品管没有达到平衡，必须重新配平。按"Deckel Lid Couvercle"键开仓门取出离心样品管重新配平，配平后重新开始离心。

（4）离心结束，按"Deckel Lid Couvercle"键开仓门取出离心样品管，关电源擦拭离心机内仓和转子。将离心机仓门打开，不要扣上，让离心机内仓的冷凝水蒸发干，以免发生离心机运转时电源短路烧坏机心。

（5）使用注意事项

1）严格平衡样品。

2）每次使用离心机前，都要将离心机内仓里的水擦干，避免水下漏发生电源短路烧坏机心。

3）必须预冷离心机到所需的温度，才能开始运行仪器。

4）每次离心时必须把转子盖旋紧盖好。离心过程中如果发生异常响声，按"Stop"键停止，报告实验室老师。

5）离心结束，关闭电源，打开仓门，擦拭离心机内仓和转子。

6）严禁样品洒落弄脏离心机内仓，以免仪器发生意外事故。

3. 超速离心机

最大转速 90 000r/min，最大离心力 694 000g。

（六）电泳装置

电泳技术是检测、鉴定各种生物大分子的纯度、含量及描述它们的特征，甚至还是分离、纯化、回收和浓缩样品的工具之一。电泳装置由电泳仪和电泳槽两部分组成。

1. 电泳仪

它是作为电泳时的外加电源设备，将 220V 交流电整流后通过稳压器，它既能输出稳定的电流，又能输出稳定的电压，起到在被分离样品两端加外接电场的作用。

常压电泳仪：一般为输出 0~500V 和 0~150mA 的电源装置。

中压电泳仪：一般为输出 400~1000V 的电源装置。

高压电泳仪：一般为输出 1000V 以上的电源装置。

2. 电泳槽装置

（1）水平式电泳槽：可用于乙酸纤维薄膜电泳、琼脂糖凝胶电泳等。琼脂糖水平电泳是分离、鉴定和纯化 DNA 片段的标准方法。采用低浓度的荧光嵌入染料溴化乙锭进行染色，可以确定 DNA 在凝胶中的位置，用琼脂糖凝胶电泳可以分离 200bp~50kb 的 DNA。

（2）垂直式电泳槽：分为垂直平板电泳槽和圆柱形电泳槽装置。垂直平板电泳槽也是分离、鉴定、纯化 DNA 片段的标准方法。一般用聚丙烯酰胺凝胶作为分离载体，其分辨率较琼脂糖凝胶电泳高,相差仅 1 bp 的 DNA 都可分开。它的加样量大,从聚丙烯酰胺凝胶中回收的 DNA 样品纯度很高。常用的聚丙烯酰胺凝胶有两种:一种是用于分离、纯化双链 DNA 片段的非变性聚丙烯酰胺凝胶;另一种是用于分离、纯化单链 DNA 片段的变性聚丙烯酰胺凝胶。变性聚丙烯酰胺凝胶需加入尿素或甲醛等变性剂,主要用于放射性 DNA 探针的分离、S1 核酸酶消化产物的分析及 DNA 的测序。

（七）超净工作台

超净工作台是细胞培养及无菌实验操作工作中最重要的设备之一,在分子诊断学实验室中细菌增殖、质粒的纯化等都需要在超净工作台中进行。工作原理即内设鼓风机驱动空气通过高效的过滤装置而得到净化,净化后的空气通过工作台面形成无菌环境。根据滤器中滤垫的微孔径和密度的不同,除滤过细菌等微生物外,对病毒的通过也有一定的阻挡作用。

超净工作台根据净化气流的流动方式分为侧流式、直流式、外流式等几种类型。

（八）PCR 仪

PCR 仪也称 DNA 热循环仪、基因扩增仪。它使一对寡核苷酸引物结合到正、负 DNA 链上的靶序列两侧,从而酶促合成拷贝数为百万倍的靶序列 DNA 片段,它的每一循环包括在三种不同温度进行 DNA 变性、引物复性、DNA 聚合酶催化的延伸反应三个过程。

Eppendorf PCR 5331 仪操作规程:

(1) 打开仪器后面电源开关。

(2) 进入主菜单后进行程序编写。

(3) 选择"FILES"后按"ENTER"键进行程序编辑。

(4) 选择"EDIT",按"ENTER"键,进行所使用程序的编写。

(5) 程序编写完后,选择"EXIT",按"ENTER"键,这时屏幕出现是否保存,选择 YES,就可以保存程序,设定好的程序名可任选,按"OPTION"键进行程序的命名。如果不需要保存,则按"OPTION"键,选择"NO",则程序没有被保存。

(6) 在进行程序编写时,如果默认的程序不够时,可以按"INSERTION"键进行程序的增加,如果默认的程序多时,选择"DELETION"删除。

(7) 程序编写完后,回到主菜单选择"START",按"ENTER"键,则进行程序的运行。

(8) 在程序进行运行的过程中,可以查看程序运行完毕的时间。选择"OPTION"键就可以查看。

(9) 如果"PCR"仪器内所能容纳的程序满后,可以将一部分不用的程序删除。则可选择"FILES",进入"LOAD",选择需要删除的程序名,然后选择 DELETION 键删除不需要的程序。

(10) 如需要在原来编号的程序上修改运行程序,则选择"FILES",进入"LOAD",进行程序的修改,修改完毕后也需要保存。

(11) 当程序运行完毕时,选择"STOP",按"ENTER"键确认,回到主菜单,即可关闭电源,取出样品。

(九) 紫外分析仪及凝胶成像分析系统

本系统用于对电泳后含溴化乙锭(EB)的核酸样品进行观察及结果记录。电泳后的 DNA 肉眼是观察不到的,它必须与溴化乙锭(EB)结合,在紫外灯的照射下产生荧光来进行观察。一般采用由紫外灯发射的 300~360nm 波长的紫外线,用于核酸分析的紫外分析仪常采用 254nm、300nm、365nm 等几个波长,在此波长范围内,DNA 与 EB 结合物对紫外光吸收较强,从而诱导产生 590nm 波长的橙红色荧光。产生荧光的强度及样本带的大小与 DNA 量相关,其迁移率与 DNA 分子的大小相关,也可根据样本带的形状判断其纯度。

近年来许多厂家都推出了先进的凝胶成像系统,由于它具有强大的图像采集、软件分析能力,可以对 DNA、RNA、蛋白质电泳凝胶以及各类杂交,放射自显影结果进行拍摄、处理、分析和保存。由于可以在计算机上进行分析处理,其应用越来越广泛。

(十) 其他设备

1. 微波炉

微波炉用于一些溶液的快速加热与定温加热,如对配制的电泳琼脂糖凝胶液进行熔化。

2. 真空加热干燥箱

广泛应用于核酸在硝酸纤维素膜和尼龙膜上的固定,用于 Southern、Northern 等杂交实验。

3. 电泳凝胶干燥器

这是将电泳后的凝胶进行脱水干燥的仪器,一般可将凝胶干燥到一张玻璃纸上,干燥后的凝胶易于保存。

4. 印迹系统、DNA 合成/测序仪

这些都是对核酸进行深入研究的必备仪器。

【思考题】

(1) 分子诊断学实验室的常规仪器设备有哪几大类? 简要说明。

(2) 蒸馏水与去离子水的区别? PCR 技术需要哪种纯度的水?

(方　文)

实验二　分子诊断学实验基本操作技术及安全注意事项

【实验目的】

（1）掌握分子诊断学实验的基本操作技术。

（2）熟悉分子诊断学实验室安全注意事项。

【实验器材】

高压灭菌锅、干热消毒烤箱、滤膜灭菌器、1%苯扎溴铵（新洁尔灭）溶液、70%乙醇溶液、0.1%SDS溶液、0.5%过氧乙酸溶液等、紫外灯、抗生素、超净工作台、微量电子天平、微量加样器等。

【实验内容】

（一）灭菌技术

1. 高压高温灭菌

这是一种最常用的灭菌方法，通常是利用高压灭菌锅来完成。

高压灭菌锅有立式、卧式，自动、手动及不同容量的多种型号，现将较常用的立式自动高压灭菌锅的使用作一简要介绍，更详细的操作应参照相应使用说明书。

（1）用棉布或铝箔纸将待灭菌的物品包裹，培养瓶或试剂瓶应将瓶盖稍松动一、两周，再将瓶颈包裹，小器具如 Eppendorf 管等可放在铝制饭盒等容器内。

（2）待灭菌物品包裹后，应注明消毒时间及其他标记，为以后使用提供方便。

（3）注入自来水到指定刻度。

（4）将待灭菌物品放入专用的金属筐内，注意不能装的过多，同时不要使待灭菌物品接触到锅内的水。

（5）关闭高压锅盖，将运行程序设定在121℃，20分钟后开始启动。设定的时间和温度可以调整，一般情况下121℃，20分钟（内压1.2kPa）可以达到灭菌目的。

（6）灭菌程序运行完毕后，蜂鸣器发出信号，但此时不可立即打开高压锅盖，要等其自然冷却，锅内压力下降后才可启盖，过早开启会引起锅内水再沸腾引起烫伤，特别是内有灭菌的液体时更应注意，最好等到温度下降至80℃以下再启盖为安全。在没有液体灭菌情况下，可打开压力锅的"EXHAUST"进行放气，以缩短锅内降温的时间。

（7）为了安全和保证灭菌的效果，高压灭菌锅应定期进行内侧的清洗和各部位的检修（参照相应说明书）。

2. 干热灭菌

干热灭菌通常是在温度可达200℃以上的干热消毒烤箱中进行。玻璃器皿、金属器皿及耐热的树脂类制品都可以用干热灭菌。

待灭菌的器具需用铝箔包裹（不可用可燃性物品如布、纸等包裹）。玻璃移液管可以放入特制的筒式盒内，较小器具可放在烧杯内集中便于操作。

灭菌的温度和时间,根据实验的种类和器具的种类选择确定。

一般 160℃,2 小时即可达到灭菌效果。

灭菌完毕,应等待箱内温度下降后再打开箱门,急于打开箱门有导致起火的危险。

3. 滤膜灭菌

滤膜灭菌多用于酶、血清及培养液等,这些物品在高压情况下会变性失去功能。除使用蔡氏(Zeiss)滤器灭菌外,大多数实验室都使用一次性滤器配合一定孔径的滤膜进行过滤灭菌。一次性滤器材料为树脂,有数十毫升到数百毫升不同规格。滤膜多由混合纤维素制成,孔径有 0.22μm、0.45μm、0.60μm 等多种,0.22μm 孔径滤膜过滤即可达到除菌灭菌的目的。一次性滤器和滤膜均为灭菌包装,使用方便,且灭菌效果可靠。

4. 化学消毒法

化学消毒法包括 1%苯扎溴铵(新洁尔灭)溶液、70%乙醇溶液、0.1%SDS 溶液、0.5%过氧乙酸溶液等,主要用于无法用其他方法消毒的物品,如操作台、实验者的手臂皮肤。通常使用擦拭方法。

5. 紫外线灭菌

紫外线直接照射灭菌法可用做空气灭菌、实验台面及培养箱内灭菌。每平方厘米有 0.06μW 能量的照射即可产生有效灭菌作用,通常经 60 分钟的照射,空气中细菌数可下降 86%。

6. 抗生素灭菌

抗生素灭菌主要用于培养液消毒,通常是在培养液中加入一定浓度的青霉素、链霉素,达到灭菌消毒作用。

(二)无菌操作技术

(1)开始实验前要制定好实验计划、操作程序及有关数据的计算。

(2)根据实验要求,准备各种所需的器材和物品,并选择适宜的方法进行包装和灭菌处理,清点无误后将其放置在操作场所(培养室、超净工作台)内。

(3)实验进行前,无菌室及超净工作台以紫外灯照射 30~60 分钟灭菌,以 70%乙醇溶液擦拭无菌操作台面,并开启无菌操作台风机运转 10 分钟后,再开始实验操作。实验操作应在超净工作台的中央无菌区域,不要在边缘的非无菌区域操作。

为拿取方便,工作台面上的用品要有合理的布局,原则上应是右手使用的东西放置在右侧,左手用品在左侧,酒精灯置于中央。

在使用超净台工作时,因整个前臂要伸入箱内,应着长袖的清洁工作服,并于开始操作前要用 75%乙醇溶液擦手或用消毒液洗手。如果实验过程中手触及可能污染的物品和出入培养室都要重新用消毒液洗手。进入细胞培养室需彻底洗手,戴口罩,着消毒衣帽及鞋等。

在无菌环境进行实验时,首先要点燃酒精灯或煤气灯。以后一切操作,如安装吸管帽、打开或封闭瓶口等,都需在火焰近处并经过烧灼进行。不能用手触及已消毒器皿,如已接触,要用火焰烧灼消毒或取备用品更换。

工作由始至终要保持一定顺序性,组织或细胞在未做处理之前,勿过早暴露在空气中。同样,培养液及其他溶液在未用前,不要过早开瓶;打开瓶盖进行操作时,瓶口朝上与台面呈 45°角,减少落菌机会;用过之后如不再重复使用,应立即封闭瓶口。工作中不能面向操作台讲话或咳嗽,以免唾沫把细菌或支原体带入工作台面发生污染。手或相对较脏的物品不能经过开放的瓶口上方,瓶口最易污染,加液时如吸管尖部碰到瓶口,则应更换干净吸管。

对于微生物或细胞而言,每次操作只处理一种微生物或一个细胞株,即使培养基相同也不要共享培养基,以免微生物或细胞间互相污染。

(4)实验完毕后,应及时将实验物品及废液带出工作台,关闭风机,以 75% 乙醇溶液擦拭无菌操作台面,关闭超净工作台的风机和照明灯,实验结束。实验结束后立即打开紫外灯进行消毒。

无菌操作工作区域应保持清洁及宽敞,必要物品,例如试管架、吸管吸取器或吸管盒等可以暂时放置,其他实验用品用完即取出,以利于空气流通。

(三) 微量操作技术

1. 熟悉并掌握微量称量器具的正确使用方法

微量电子天平(最小感量 10^{-4}g)和微量加样器(最小 0.1μl)是两种最常使用的器具。准确量取是微量操作的第一步,也是最重要的一步。

微量加样器,又称微量加样枪,与之配套使用的塑料锥状管称为吸头,也可以称为"枪头"。

微量加样器的工作原理是通过内部密封的不锈钢活塞和弹簧,用手指按压和放松按钮来吸取和排出液体。微量加样器按是否可调分为固定体积和可调体积两类。固定体积的微量加样器一般只能吸取某一体积的溶液,现在已较少使用;可调体积微量加样器可在规定范围内任意调节至某一个量,非常方便,在分子诊断学实验中更加常用,其常见规格有 10μl、20μl、100μl、200μl、1000μl 和 5000μl 等。

微量加样器的一般使用程序:

(1)选择量程合适的加样器:加样器只能在特定量程范围内准确移取液体,使用时,如超出最低或最大量程的液体,会损坏加样器并导致计量不准。

(2)设定容量值:有些加样器通过旋转按钮设置容量,有些则通过刻度显示,刻度调节系统由 3 个数字组成,从上而下表示最大量程的前 3 位数,调节到所需体积刻度。注意使用旋钮时,不能超出刻度范围。

(3)选择合适的吸头:将配套的吸头装在加样器套筒上,稍加扭转压紧,使吸头套紧。否则,移取的液体将少于设定的体积,或者液体会往下滴。

(4)取液:吸液手握加样器,大拇指按下加样按钮至第一停点(图 2-1),将加样器垂直浸入溶液 2~3mm,然后缓慢平稳地松开拇指,慢慢吸入液体。停留 1 秒或待液面不再上升,然后将吸头提离液面。用吸水纸抹去吸嘴外面可能黏附的液滴,小心勿触及吸头口。

(5)判断:目测吸入的液体体积是否合理,这需要有一定的使用经验。

(6)放液:将吸头口贴到容器内壁并保持 10°~40°倾斜,平稳地把加样按钮压到第一停点,停 1~2 秒后,继续按压到第二停点(图 2-1),排出残余液体,松开加样按钮,同时提起加样器。如果 1 次排液未排尽,可以重复 1~2 次,直至排尽残余液体。

(7)弃吸头:按去吸头按钮除去吸头,也可以用手将不同的吸头取下(吸取不同样本液体时需更换吸头)。

(8)使用注意事项

1)必须根据设计容量选用适当型号的加样器,调整的读数不得超过其标称的容量范围,否则使螺旋拧出壳体造成计数结构损坏。

2)吸取不同类型的溶液应更换吸头,以防止溶液之间的交叉污染。

3)新吸头在使用前应吸、排溶液几次,浸渍吸头以消除误差。

4)加样器吸液后严禁倒置、平放,以免溶液流入内腔,损坏活塞。

5)加样器使用完毕,要将旋钮调到其最大量程刻度,否则时间久会使内腔的弹簧变形,影响加样器寿命。

6)长时间不用或刚从箱中取出的新加样器应轻轻用手将推动按钮上下按压几次,再进行正常使用。

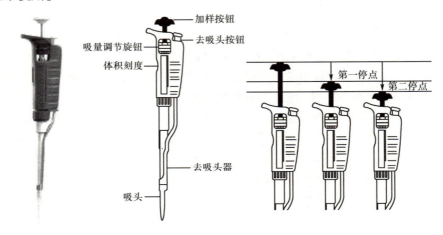

图 2-1 微量加样器

2. 添加

将一种或几种液体物质分别准确量取后添加到同一个微量离心管中,必须保证看到每一种液体都加入其中,而且在取出加样器时,吸头的尖部不得带出任何可见的液珠。

3. 混匀并集中

全部液体加完后,总体积只有 10μl 到几十 μl,难以用常规混匀的方法将各种成分彻底混匀。微量混匀的方法有:旋涡振荡混匀和弹匀。将盛有液体的微量离心管盖紧,握紧并将其底部与旋涡振荡器接触,液体会在管内高速旋转而混匀;也可手持盖好的微量离心管上端(口部),另一只手反复弹动其底部,将其中的液体混匀。最后,用高速台式离心机将全部液体甩到微量离心管的底部。

4. 注意

由于微量操作,实验结果很难用肉眼直接观察到。为了保证实验的顺利进行,每一步实验的结果都必须利用相关的检测、鉴定方法显示出来,判定正确后再进行下一步反应,这在分子诊断学实验中应当强调并加以注意。

（四）分子诊断学实验室的安全注意事项

在分子诊断学实验室,着火、爆炸、中毒、触电、外伤和生物伤害等安全事故均有可能发生。因此每一位在实验室工作的人员都必须有充分的安全意识,严格的防范措施和丰富实用的防护救治知识,一旦发生意外能正确地进行处理,以防事故进一步扩大。

1. 着火

分子诊断学实验室经常使用大量的有机溶剂,如甲醇、乙醇、丙酮、氯仿等,而实验室又经常使用电炉等火源,因此极易发生着火事故。

预防火灾必须严格遵守以下操作规程:

（1）严禁在开口容器和密闭体系中用明火加热有机溶剂,只能使用加热套或水浴加热。

（2）废弃的有机溶剂不得倒入废物桶,只能倒入回收瓶,以后再集中处理。

（3）不得在烘箱内存放、干燥、烘焙有机物。

（4）在有明火的实验台面上不允许放置开口的有机溶剂或倾倒有机溶剂。

实验室中一旦发生火灾要保持镇静,根据具体情况正确地进行灭火或立即报火警（火警电话119）。正确的灭火方法在相关的书籍中均有详细介绍,这里不再赘述。

2. 爆炸

在分子诊断学实验室防止爆炸事故是极为重要的,因为一旦爆炸其毁坏力极大,后果十分严重。爆炸往往与火（热）有关,加热时会发生爆炸的混合物:有机化合物-氧化铜、浓硫酸-高锰酸钾、三氯甲烷（氯仿）-丙酮等。

常见的引起爆炸事故的原因:

（1）随意混合化学药品,并使其受热、受摩擦和撞击。

（2）在密闭的体系中进行蒸馏、回流等加热操作。

（3）在加压或减压实验中使用了不耐压的玻璃仪器,或反应过于激烈而失去控制。

（4）高压气瓶减压阀损坏或失灵。

3. 中毒

分子诊断学实验中要用到大量化学药品,其中许多是有毒的。剧毒物:甲醇、氯化氢、硝酸银、硝基化合物、苯酚、氰化物、砷化物、乙腈、汞及其化合物等。另外一些药品具有致癌性,例如,溴化乙锭（EB）、丙烯酰胺、芳香化合物、石棉、铬酸盐、砷化物等。

中毒的原因主要是由于不慎吸入、误食或由皮肤渗入。因此,必要时应佩戴防护眼镜、橡皮手套及工作服等。严禁用嘴吸移液管,严禁在实验室内饮水、进食、吸烟,禁止赤膊和穿拖鞋。一旦发生中毒事故,除迅速脱离毒源外,应立即就医。

4. 触电

分子诊断学实验室里的仪器设备绝大多数以电为动力源,因此每位实验人员都必须了解安全用电常识,能够熟练地安全用电,避免发生一切用电事故。

5. 外伤

任何对人体外部的伤害均称为外伤。分子诊断学实验室中最易发生的外伤主要有物理、化学和机械的伤害。

（1）物理伤害:烫伤和冻伤。使用火焰、蒸汽、红热的玻璃和金属时易发生烫伤,应立即用大量清水冲洗和浸泡,若起水泡不可挑破,包上纱布后就医,轻度烫伤可涂抹鱼肝油和烫伤膏等。使用超低温冰箱(柜)或液态氮气时应防止冻伤。

(2)化学伤害:一些腐蚀性很强的化学药品,如强酸(浓盐酸、硫酸和硝酸等)、强碱(氢氧化钠、氢氧化钾等)及有机溶剂(氯仿、苯酚、十二烷基硫酸钠)等直接与皮肤接触,易引起灼伤。处理的方法一般是:酸灼伤,先用大量清水冲洗,再用稀 $NaHCO_3$ 或稀氨水浸洗,最后再用清水洗;碱灼伤,先用大量清水冲洗,再用1%硼酸或2%乙酸溶液浸洗,最后再用清水洗。但眼睛内若溅入任何化学药品,不可用稀酸或稀碱水冲洗,应立即用大量清水冲洗15分钟,然后立即就医。

(3)机械伤害:这也是分子诊断学实验室中常见的伤害,要特别注意预防,尤其是在向橡皮塞中插入温度计、玻璃管时一定要用水或甘油润滑,用布包住玻璃管轻轻旋入,切不可用力过猛;在使用手术器械时更应注意正确的使用方法,若发生严重割伤时要立即包扎止血并就医。

6. 生物伤害

(1)动物伤害:许多分子诊断学的实验需要使用动物组织或者直接使用动物进行实验。尽管这些实验材料一般为健康的动物或其组织或细胞,但在进行操作时,应注意以下几点:①应穿工作服和戴手套进行操作,不得带伤操作,特别是手部有外伤时;②在饲养或操作动物时,注意不要被动物抓伤或咬伤,造成不必要的伤害。

(2)微生物伤害:在进行分子诊断学实验时,不管实验材料是动物组织或细胞,还是动物本身,或直接是病原微生物,都应注意避免微生物的伤害。实验室内常用的实验动物如小鼠、大鼠、豚鼠、兔子等,可能携带有某些人兽共患病病原,一旦被它们抓伤或咬伤,易被感染而患病,轻者造成身体健康的危害,重者危及生命。发生这种情况后应立即紧急就医,采取相应的措施进行处理和治疗。

【思考题】

(1)分子诊断学实验的基本操作技术有哪些?简要说明。

(2)分子诊断学实验室的安全注意事项有哪些?

(方　文)

第二篇　基础训练型实验

实验三　基因组 DNA 的分离

核酸的分离与提取是分子生物学研究中最重要的基本技术之一,核酸样品的质量将直接关系到后续实验的成败。

分离纯化核酸总的原则:①应保证核酸一级结构的完整性(完整的一级结构是保证核酸结构与功能研究的最基本要求)。②去除蛋白质、脂类、糖类等其他分子的污染(纯化的核酸样品中不应存在对酶有抑制作用的有机溶剂或过高浓度的金属离子,蛋白质、脂类、多糖分子的污染也应降低到最低程度;无其他核酸分子的污染,如提 DNA 分子时,应去除 RNA 分子。)

提取真核基因组 DNA 的方法由两部分组成:先温和裂解细胞及溶解 DNA,使 DNA 与组蛋白分离;接着采用化学或酶学方法去除蛋白质、RNA 及其他分子。基因组 DNA 因来源、性质及用途不同,其分离纯化的方法也不尽相同。哺乳动物细胞基因组 DNA 的分离与纯化方法主要有酚抽提法、甲酰胺解聚法、玻棒缠绕法以及各种快速分离方法等。本实验介绍的是用酚抽提法来制备高分子质量 DNA 样品。

【实验目的】

(1) 掌握人类基因组 DNA 的提取原理和方法。

(2) 熟悉应用分子生物学实验常用仪器。

【实验原理】

以含二水乙二胺四乙酸(ethylene diamine tetraacetic acid,EDTA)、十二烷基硫酸钠(sodium dodecylsulfate,SDS)和蛋白酶 K 及无 DNA 酶的 RNA 酶的细胞裂解液裂解细胞,消化分解蛋白质或多肽小分子,变性降解核蛋白使其与 DNA 分子分离。用 pH 8.0 的 Tris 饱和酚、氯仿/异戊醇进行抽提,离心后有机溶剂在试管底层(有机相),DNA 存在于上层水相中,蛋白质则沉淀于两相之间。重复抽提 DNA 至一定纯度后,用乙醇进行沉淀处理,可得到基因组 DNA 片段。

在提取 DNA 的反应体系中,蛋白酶 K 为广谱蛋白酶,其主要特征是能在 SDS 和 EDTA 存在的情况下保持很高的活性,可将蛋白质降解成小的多肽和氨基酸。SDS 是生物型阴离子去垢剂,其主要作用是破坏细胞膜及核膜,解聚细胞中的核蛋白,并与蛋白质结合,使蛋白质变性而沉淀下来,还具有降解 DNA 酶活性的作用。酚-氯仿抽提的作用是除去未消化的蛋白质。氯仿的作用是有助于水相与有机相的分离及除去 DNA 溶液中的酚。异戊醇可减少蛋白质变性操作过程中产生气泡。为获得高纯度 DNA,操作中常加入 RNase 除去 RNA,此法可获得 100～200kb 的 DNA 片段,适用于构建真核基因组文库,Southern blot 分析。

【实验器材】

1. 器材

恒温水浴箱、高速离心机、微量移液器、组织匀浆器或研磨器 Epperdorf(Ep)管。

2. 试剂

（1）1mol/L Tris-HCl(pH 8.0)存储液：称取 121.1g Tris 碱溶于 800ml 蒸馏水中,加入浓盐酸(约 42ml)调 pH 至 8.0(应使溶液冷却至室温后,方可最后调定 pH)。加水定容至 1L,分装后在 $1.05kg/cm^2$ 高压蒸汽灭菌 20 分钟。

（2）Tris 盐缓冲液(TBS 溶液)：称取 8g NaCl、0.2g KCl 及 3g Tris 碱溶于 800ml 蒸馏水中。加入 0.015g 酚红并用 HCl 调 pH 至 7.4,然后用蒸馏水定容至 1L。分装后在 $1.05kg/cm^2$ 高压蒸汽灭菌 20 分钟,保存于室温。

（3）20%(*W/V*)的 SDS 储存液：称取 200g SDS 溶于 900ml 蒸馏水中,加热至 68℃助溶。加入数滴浓盐酸调 pH 至 7.2,加水定容至 1L,分装后在 $1.05kg/cm^2$ 高压蒸汽灭菌 20 分钟。

（4）0.5mol/L EDTA(pH 8.0)储存液：称取 186.1g 二水乙二胺四乙酸二钠(EDTA-2Na·$2H_2O$)溶于 800ml 蒸馏水中,剧烈搅拌溶解,用 NaOH 调节 pH 至 8.0(约 20g NaOH 颗粒)后定容至 1L,分装后在 $1.05kg/cm^2$ 高压蒸汽灭菌 20 分钟。

（5）组织细胞裂解液：含 10mmol/L Tris-HCl(pH 8.0)、0.5%(*W/V*)SDS、0.1mol/L EDTA(pH 8.0)及 20 μg/ml 无 DNA 酶的胰 RNA 酶。

（6）Tris-HCl 饱和酚：用 0.5mmol/L Tris-HCl(pH 8.0)与 0.1mol/L Tris-HCl(pH 8.0)进行充分平衡。

（7）氯仿/异戊醇(24∶1 *V/V*)临用现配。

（8）3mol/L 乙酸钠(NaAc,pH 5.2)：称取 40.8g 的三水乙酸钠溶于 80ml 水中,用冰乙酸调溶液的 pH 至 5.2,再加水定容到 100ml,分装后在 $1.05kg/cm^2$ 高压蒸汽灭菌 20 分钟。

（9）PBS 缓冲液：称取 8g NaCl、1.44g Na_2HPO_4、0.2g KCl 和 KH_2PO_4 溶于 800ml 蒸馏水中,并调节 pH 至 7.4,然后用蒸馏水定容至 1L。分装后在 $1.05kg/cm^2$ 高压蒸汽灭菌 20 分钟。

（10）冷无水乙醇。

（11）70%乙醇溶液(-20℃静置)。

（12）TE 缓冲液：含 10mmol/L Tris-HCl(pH 8.0)和 1mol/L EDTA (pH 8.0)。

（13）酸性柠檬酸葡萄糖溶液 B(即 ACD 溶液,新鲜或冻藏血液标本选用)含 0.48%(*W/V*)的柠檬酸、1.32%(*W/V*)的柠檬酸钠和 1.47%(*W/V*)的葡萄糖。

【实验步骤】

（1）根据样品类型,采用以下方法之一作为步骤(1)。

1）细胞样品：贴壁生长的细胞,先用胰酶消化,再用 2ml 冰预冷的 TBS 缓冲液,吹散自瓶壁脱落的细胞,转移至离心管中,1500*g* 离心 10 分钟,弃上清。悬浮生长的细胞,直接转入离心管中,于 4℃ 1500*g* 离心 10 分钟后,弃上清液,收获管底细胞。以 5~10 倍体积的 TBS 重悬细胞,再离心一次。离心收集的细胞重悬于 TE(pH 8.0)缓冲液中,调节细胞浓度约为 $5×10^7/ml$。

2）组织标本:取新鲜或冰冻组织块 0.2~0.5g,剪碎,加 TE 缓冲液 400μl 进行匀浆,转入 1.5ml Ep 管中,加入等体积的 2×组织细胞裂解液混匀。或置于盛有液氮的研钵中,加少许液氮研碎,将粉末转入 1.5ml Ep 管中。

3）血液标本:新鲜血液与 ACD 抗凝剂按 6:1 进行混匀,0℃ 以下可保存数天或 -70℃ 长期冻储、备用。抗凝血 1500g 离心 10 分钟,弃上清(血浆)。如为冻存血液于水浴中融化后用等体积 PBS 混匀,3500g 离心 10 分钟弃上清。

(2) 将以上各种来源的样品加组织细胞裂解液 400~500μl,加 10μl 蛋白酶 K,摇匀。37℃ 温箱过夜或 56℃ 水浴 3~5 小时(裂解细胞、消化蛋白),期间用手指轻弹离心管混匀。

(3) 反应液冷却至室温加等体积的 Tris-HCl 饱和酚,温和地来回颠倒离心管 10 分钟。

(4) 5000g 离心 15 分钟,小心吸取上层水相于新 Ep 管中,(必要时重复酚抽提一次)。

(5) 加氯仿/异戊醇(24:1)450μl,混匀后 5000g 离心 10 分钟。

(6) 将上层水相转移至一新 Ep 管中,加 1/10 体积 3mol/L NaAc 和 2.5 倍体积冰的无水乙醇,轻轻摇动离心管混合至体系完全均一,见白色絮状 DNA 沉淀。用移液器吸头挑出 DNA 沉淀。

(7) 以 70%冷乙醇溶液洗涤 1~2 次,真空抽干或自然吹干。

(8) 沉淀溶于 100μl TE 缓冲液,置-20℃ 保存。

【注意事项】

(1) 对高分子质量 DNA 的制备,应避免剪切力的破坏,每一步都应特别小心,温和地操作,避免剧烈振荡、混匀、搅拌和吸取。

(2) 所配试剂 pH 要准确,否则影响结果,饱和酚的 pH 必须接近 8.0,以防离心后 DNA 滞留于水酚双相的交界面(主要为蛋白质)上。酚的腐蚀性很强,可引起严重的灼伤,应在化学通风橱中进行操作,操作时需穿戴防护衣、护目镜及手套。

(3) 对单层培养或悬浮生长的细胞,在加入组织细胞裂解液后,应确保细胞呈分散状态,避免细胞成块、成团而难于处理。

(4) DNA 抽提液中的 EDTA 浓度宜为 0.1mol/L,可有效抑制 DNA 酶且有利于有机酚与水相分层。

(5) 用 70%乙醇溶液洗涤 DNA 沉淀后,需要去除乙醇。但是要注意不要使 DNA 完全干燥,只要可见的乙醇挥发完即可,否则 DNA 会极难溶解。

(6) 溶于 TE 溶液中的 DNA 样品比较稳定,于 4℃ 中可存放 1 年而不会降解。

(7) 核酸分离最好使用新鲜生物组织或细胞样品,若不能马上进行提取,应储存于 -70℃ 冰箱或液氮中。

【思考题】

(1) 基因组 DNA 提取的原理是什么?

(2) Tris 饱和酚的 pH 为什么必须达到 8.0?

(3) 为了获得高质量的 DNA 分子,在提取过程中需要注意哪些问题?

(黄韻祝)

实验四　质粒 DNA 的提取与鉴定

一、质粒 DNA 的提取

质粒(plasmid)是一种染色体外的稳定遗传因子,大小在 1~200kb,大多数是双链、共价闭合的环状分子,主要发现于细菌、酵母菌和放线菌中。另外,在基因工程中,常用人工构建的质粒作为载体。人工构建的质粒可以集多种有用的特征于一体,如含多种单一酶切位点、抗生素耐药性等。常用的人工质粒运载体有 pBR322、pSC101、pUC 系列等。

质粒 DNA 的分离和纯化是最基本、最常用的分子生物学实验技术之一。已经建立了多种从细菌中提取质粒 DNA 的方法,大多包括以下三个步骤:细菌培养、收集和裂解细菌及分离和纯化质粒 DNA。根据菌体裂解方法的不同,决定了质粒 DNA 提取的方法不同。目前菌体裂解方法主要有碱裂解法、煮沸裂解法、SDS 裂解法及羟基磷灰石层析法等。质粒 DNA 的纯化主要有聚乙二醇沉淀法、柱层析法及氯化铯-溴化乙锭密度梯度超速离心法等。本节分别介绍最常用的碱裂解法和聚乙二醇沉淀法。

【实验目的】

掌握碱裂解法提取质粒 DNA 的原理和方法。

【实验原理】

碱裂解法提取质粒 DNA 利用的是共价闭合环状质粒 DNA 与线状的染色体 DNA 片段在拓扑学上的差异来分离它们。在 pH 12.0~12.6 强碱性条件下,用 SDS 破坏细胞壁、裂解细胞,使菌体蛋白质变性,线状的染色体 DNA 双螺旋结构解开变性。共价闭环质粒 DNA 的氢键虽然断裂,但两条互补链彼此依然相互盘绕不会完全分离。当加入酸性的高盐缓冲液调节 pH 至中性后,共价闭合环状的质粒 DNA 的两条互补链迅速而准确地复性,而线状的染色体 DNA 不能复性,它们缠绕形成网状结构。通过离心,染色体 DNA 与不稳定的大分子 RNA、蛋白质-SDS 复合物等一起沉淀下来,而质粒 DNA 却留在上清液中。获得的上清液再通过酚-氯仿抽提进一步纯化,即可得到较纯的质粒 DNA。

【实验器材】

1. 器材

超净工作台、恒温水浴摇床、微量离心机、微量移液器、紫外分光光度计、振荡器、Eppendorf(Ep)管。

2. 试剂

(1) LB 液体培养基:称取胰蛋白胨 10g,酵母粉 5g,NaCl 10g,溶于 950ml 双蒸水中,用 5mol/L NaOH 调 pH 至 7.0,再用双蒸水补足体积至 1L,在 1.05kg/cm^2 高压蒸汽灭菌 20 分钟。

（2）50mg/ml 氨苄西林（Amp）：用无菌双蒸水配制于无菌 Ep 中，分装存储于 −20℃中。

（3）1mol/L Tris（pH 8.0）存储液：称取 121.1g Tris 碱溶于 800ml 蒸馏水中，加入浓盐酸（约 42ml）调 pH 至 8.0（应使溶液冷却至室温后，方可调定 pH）。加水定容至 1L，分装后在 1.05kg/cm² 高压蒸汽灭菌 20 分钟。

（4）5mol/L NaCl 存储液：称取 292.2g NaCl 溶于 800ml 蒸馏水中，加水定容至 1L，分装后在 1.05kg/cm² 高压蒸汽灭菌 20 分钟。

（5）STE 溶液（pH 8.0）：含 100mmol/L NaCl、10mmol/L Tris（pH8.0）、1mmol/L EDTA，用上述存储液配制。

（6）500mmol/L EDTA（pH8.0）：称取 186.1g 二水乙二胺四乙酸二钠溶于 800ml 蒸馏水中，在磁力搅拌器上剧烈搅拌，用 NaOH 调节 pH 至 8.0 后（约 20g NaOH 颗粒），用蒸馏水定容至 1L，分装后在 1.05kg/cm² 高压蒸汽灭菌 20 分钟。

（7）溶液 I：含 50mmol/L 葡萄糖，25mmol/L Tris-HCl（pH 8.0），10mmol/L EDTA（pH 8.0）。

配制方法：称取 1.982g 葡萄糖溶于 160ml 双蒸水中，加入 4ml 500mmol/L EDTA（pH 8.0），5ml 1mol/L Tris-HCl，用双蒸水定容至 200ml，在 1.05kg/cm² 高压蒸汽灭菌 20 分钟，储存于 4℃。

（8）溶液 II：含 0.2mol/L NaOH，1%SDS 溶液。

配制方法：取 2mol/L NaOH 溶液 1ml，10% SDS1ml，加双蒸水定容至 10ml。使用前临时配制。

（9）溶液 III：乙酸钾（KAC）缓冲液，pH 4.8。

配制方法：加入 5mol/L KAC 60ml，冰乙酸 11.5ml，加双蒸水定容至 100ml。4℃保存备用。

（10）酚-氯仿（1∶1）：Tris 饱和酚（pH 8.0，含 0.1% 8-羟基喹啉）100ml，氯仿 100ml，充分混匀。

（11）酚-氯仿-异戊醇（25∶24∶1）：Tris 饱和酚（pH 8.0）100ml，氯仿 96ml，异戊醇 4ml，充分混匀。

（12）TE 缓冲液（pH 8.0）：10mmol/L Tris-HCl（pH 8.0），1mmol/L EDTA（pH 8.0）。

（13）RNA 酶 A：将 RNA 酶 A 溶于 10mmol/L Tris（pH 7.5）、15mmol/L NaCl 中，配成 10mg/ml，100℃加热 15 分钟，缓慢冷却至室温，分装后储存于−20℃。

（14）3mol/L 乙酸钠（NaAC，pH 4.8）：称取 408.1g 三水乙酸钠溶于 800ml 双蒸水中，用乙酸调 pH 至 4.8，加水定容至 1L，分装后在 1.05kg/cm² 高压蒸汽灭菌 20 分钟。

（15）乙醇（无水乙醇、70%乙醇溶液）。

【实验步骤】

1. 扩增质粒 DNA

（1）菌种活化：挑取一环冷冻保存的菌种（如大肠埃希菌，含有 pUC19）接种于含相应抗生素（Amp）的 LB 固体培养基平板上，37℃倒置过夜培养。

（2）细菌培养：挑取单个菌落，接种于 3~5ml LB（含 50μg/ml Amp）液体培养基中，

37℃、100~200r/min 振荡培养过夜,直至 A_{600} 为 0.4~0.6。

2. 质粒 DNA 的释放

(1) 收集 1.5ml 菌液于无菌 Ep 管中,5000g 离心 5 分钟,弃上清。用 1ml STE 溶液重悬菌体沉淀,再次离心弃上清,回收菌体。可重复洗涤一次。

(2) 将细菌沉淀重悬于 100μl 冰预冷的溶液Ⅰ中,剧烈振荡,使菌体分散混匀。

(3) 加 200μl 新鲜配制的溶液Ⅱ,轻柔颠倒数次混匀(不要剧烈振荡),并将离心管置冰浴 5 分钟,溶液变黏稠。

(4) 加入 150μl 冰预冷的溶液Ⅲ,将管温和颠倒数次混匀,见白色絮状沉淀,可在冰上放置 5 分钟。溶液Ⅲ为中和溶液,此时质粒 DNA 复性,染色体和蛋白质不可逆变性,形成不可溶复合物,同时 K^+ 使 SDS-蛋白复合物沉淀。

(5) 12 000g 离心 5 分钟,将上清转移至新 Ep 管中。

3. 质粒 DNA 的分离纯化

(1) 加入等体积的酚/氯仿,温和颠倒数次混匀,12 000g 离心 5 分钟,吸取上层水相至另一无菌 Ep 管中。重复抽提一次。

(2) 在上清液中加入 1/10 体积 3mol/L NaAC 及 2.5 倍体积冰预冷的无水乙醇,温和颠倒混匀,-20℃放置 10 分钟,12 000g 离心 10 分钟,弃上清。

(3) 用 1ml 冰预冷的 70%乙醇溶液洗涤沉淀 1~2 次,12 000g 离心 5 分钟,弃上清,将沉淀在室温下晾干。

(4) 沉淀溶于 50μl TE(含 RNase A 20μg/ml),37℃水浴 30 分钟以降解 RNA 分子,-20℃保存备用。

【实验结果】

浓度及纯度鉴定 用紫外分光光度计测 A_{260}、A_{280},通过计算两者的比值了解提取质粒的纯度;也可取少量质粒 DNA 进行琼脂糖凝胶电泳,观察其纯度。质粒的浓度计算公式为:1 A_{260} = 50μg 质粒 DNA/ml。

【注意事项】

(1) 分离提取质粒 DNA 关键是将染色体 DNA、蛋白质与 RNA 去除干净,才能获得较高得率的质粒 DNA。去掉染色体 DNA 最为重要,也较困难,因为在全部提取过程中,只有一次机会去除染色体 DNA,其关键步骤是加入溶液Ⅱ与溶液Ⅲ时,控制变性与复性操作的时机,既要使试剂与染色体 DNA 充分作用使之变性,又要避免染色体 DNA 断裂解成小片段,从而能与质粒 DNA 相分离。这就要求试剂与菌液既要充分摇匀,摇动时用力又要适当。

(2) 氯仿可使蛋白质变性并有助于水相与有机相的分开,异戊醇则可消除抽提过程中出现的泡沫。

(3) 使用处于对数期的细菌,细菌培养时间过长会导致细胞和 DNA 的降解,培养时间不要超过 16 小时。

(4) 溶液Ⅱ加入后 5 分钟内快速用溶液Ⅲ中和,防止共价闭合环状质粒 DNA 在强碱环境中暴露时间过长而发生不可逆的变性,质粒易被打断。

(5) 加入溶液Ⅱ和Ⅲ后不要剧烈振荡,防止把基因组 DNA 剪断成碎片从而混杂在质粒中。

（6）酚∶氯仿∶异戊醇抽提后,应小心吸取含质粒 DNA 的上清液,防止吸到位于有机相和水相之间变性的蛋白质。另外,酚有很强的腐蚀性,可引起皮肤严重灼伤,操作时应注意保护,一旦酚溅到皮肤上,应用大量的水冲洗,并用肥皂洗涤,忌用乙醇。

（7）70%乙醇溶液洗涤 DNA 沉淀后,必须去除干净,否则用 TE 溶解时既困难又不完全。

（8）不要使 DNA 沉淀完全干燥,只要可见的乙醇挥发完即可,否则 DNA 会极难溶解。

【思考题】

（1）碱裂解法提取质粒 DNA 的原理?

（2）为了获得高质量的质粒 DNA 分子,在提取过程中需要注意哪些问题?

二、质粒 DNA 的纯化

无论用何种方法提取的质粒 DNA,通常都存在一定量的 RNA 和染色体 DNA 的污染。粗提的质粒 DNA 可以通过琼脂糖凝胶电泳进行鉴定,并可以用来作为限制性核酸内切酶和 DNA 聚合酶的模板和底物。然而,有些实验对质粒的纯度要求更高时,如转染哺乳动物细胞所需的质粒、转基因动物实验等,需要对质粒进行进一步的纯化。

纯化质粒 DNA 的方法很多,都利用了质粒相对较小和共价闭环的性质。其中,最经典的方法是氯化铯-溴化乙锭密度梯度离心法,然而该过程既费时又需要昂贵的设备和试剂。为此发展了很多替代方法,主要包括离子交换色谱法、凝胶过滤层析法、聚乙二醇沉淀法等。其中,聚乙二醇沉淀法分离效果虽不如氯化铯法,但方法简单、经济、适用。所得到的质粒 DNA 其纯度足以用于转染哺乳动物细胞、酶切反应及 DNA 测序等。

【实验目的】

熟悉聚乙二醇沉淀法纯化质粒 DNA 的原理和方法。

【实验原理】

聚乙二醇沉淀法是一种分级沉淀法。质粒 DNA 的粗制品首先用氯化锂沉淀大分子 RNA,并用 RNA 酶消化小分子 RNA;然后在高盐条件下,用聚乙二醇选择性地沉淀大分子的质粒 DNA,使小分子的 RNA 和 DNA 片段留在上清中。沉淀下来的质粒 DNA 进一步用酚/氯仿抽提,乙醇沉淀。

【实验器材与试剂】

1. 器材

紫外分光光度计；微量离心机；微量移液器；Ep 管。

2. 试剂

氯仿,异丙醇,LiCl(5mol/L),1.6mol/L NaCl 溶液(含 13%的 PEG 8000),酚/氯仿(1∶1),无水乙醇,70%乙醇溶液,TE 缓冲液(pH 8.0),无 DNA 酶而含 RNA 酶的 TE 缓冲液(20μg/ml,溶于 pH 8.0 的 TE 中),10mol/L 乙酸铵。

【实验步骤】

（1）取 300μl 溶于 TE 缓冲液的质粒 DNA,加入 300μl 冰预冷的 5mol/L LiCl 溶液,充

分混匀,于 4℃下以 10 000*g* 离心 10 分钟。LiCl 可沉淀高分子 RNA。

（2）将上清转移到另一 Ep 管内,加等体积的异丙醇,充分混匀,室温下以 10000*g* 离心 10 分钟,回收沉淀的核酸。

（3）小心弃上清,用 70%乙醇溶液洗涤沉淀及管壁,弃去乙醇,吸去附于管壁的所有液滴,室温下放置几分钟,使最后残余的痕量乙醇挥发殆尽。

（4）用 50μl 含无 DNA 酶的胰 RNA 酶（20μg/ml）的 TE 溶液溶解沉淀,于室温下放置 30 分钟。

（5）加 50μl 含 13%（*W/V*）聚乙二醇（PEG 8000）的 1.6mol/L NaCl,充分混匀,用微量离心机于 4℃下以 12 000*g* 离心 5 分钟,以回收质粒 DNA。

（6）吸去上清,用 40μl TE（pH 8.0）溶解质粒 DNA 沉淀。用酚、酚:氯仿、氯仿各抽提一次。

（7）将水相转到另一微量离心管中,加 10μl 10mol/L 乙醇胺,充分混匀,加 2 倍体积乙醇,于室温放置 10 分钟,于 4℃下以 12 000*g* 离心 10 分钟,弃上清。再以冰预冷的 70%乙醇溶液漂洗两次,于 4℃下以 12 000*g* 离心 10 分钟。

（8）弃上清,敞开管口,将离心管置于实验桌上直到最后可见的痕量乙醇挥发殆尽。

（9）用 50μl TE（pH 8.0）溶解质粒 DNA,储存于-20℃。

【实验结果】

1:100 稀释溶解质粒 DNA,紫外分光光度计测量 A_{260},计算质粒 DNA 的浓度。

$$1 A_{260} = 50 \mu g \text{ 质粒 DNA/ml}$$

【注意事项】

（1）根据不同大小的 DNA 分子选用的 PEG 浓度也有所不同。沉淀大分子质粒 DNA 时需低浓度 PEG（可至 1%）,沉淀小分子质粒 DNA 时需要高浓度 PEG（可高达 20%）。

（2）用乙醇洗涤沉淀 DNA 后,必须将痕量乙醇去除干净。否则会影响后续试验。

【思考题】

（1）聚乙二醇沉淀法纯化质粒 DNA 的原理是什么?

（2）纯化质粒 DNA 的目的是什么?

（黄韵祝）

实验五 真核细胞 RNA 的制备

完整 RNA 的提取和纯化，是进行 RNA 方面的研究工作，如 Northern 杂交、mRNA 分离、反转录-聚合酶链反应（RT-PCR）、定量 PCR、cDNA 合成及体外翻译等实验的前提。所有 RNA 的提取过程中都有五个关键点，即①样品细胞或组织的有效破碎；②有效地使核蛋白复合体变性；③对 RNA 酶的有效抑制；④有效地将 RNA 从 DNA 和蛋白混合物中分离；⑤对于多糖含量高的样品还牵涉到多糖杂质的有效去除。由于样品及实验室环境中，存在大量对 RNA 具有强烈降解作用的 RNA 酶（RNase），而 RNase 较耐高温，不易失活。因此在提取 RNA 时，如何避免 RNase 对标本的污染及防止 RNase 对提取的 RNA 的降解，是保证 RNA 成功提取的关键之所在。

【实验目的】

（1）掌握真核细胞 RNA Trizol 法提取的原理和方法。

（2）了解 RNA 提取的其他方法。

【实验原理】

核酸在中性条件下，因磷酸基团解离而带负电荷，这一部分由于水化作用而溶于水。而在酸性条件下，磷酸基的负电荷消失，水溶性下降。因此，在酸性酚的处理下，DNA 向疏水性的酚层移动，而 RNA 由于有-OH 的存在具有亲水性，因此向水层移动。Trizol 试剂中的主要成分为异硫氰酸胍和苯酚，其中异硫氰酸胍可裂解细胞，促使核蛋白体的解离，使 RNA 与蛋白质分离，并将 RNA 释放到溶液中。当加入氯仿时，它可抽提酸性的苯酚，而酸性苯酚可促使 RNA 进入水相，离心后可形成水相层和有机层，这样 RNA 与仍留在有机相中的蛋白质和 DNA 便分离开。水相层主要为 RNA，有机层主要为 DNA 和蛋白质。

分离的总 RNA 可利用 mRNA 3′-末端含有 Poly（A）$^+$- 的特点，进一步纯化获得 mRNA。即总 RNA 流经 Oligo（dT）纤维素柱时，在高盐缓冲液作用下，mRNA 被特异地吸附在 Oligo（dT）纤维素柱上，然后逐渐降低盐浓度洗脱，在低盐溶液或蒸馏水中，mRNA 被洗下。经过两次 Oligo（dT）纤维素柱的吸附和洗脱，可得到较纯的 mRNA。

【实验器材】

1. 器材

微量移液器（20μl、100μl、1000μl）、研钵、台式冷冻高速离心机、高压蒸汽消毒器（灭菌锅）、电动匀浆仪、涡旋振荡器、冷冻真空干燥器、恒温水浴箱、层析柱、50ml 离心管、pH 试纸、电子天平、电泳设备、凝胶成像系统（或紫外透射仪）、紫外分光光度计、微波炉、耗材 1.5ml EP 管（RNase free）、各规格 Tip（RNase free）、一次性手套、一次性口罩等。

2. 试剂

液氮、Trizol 试剂、氯仿、异丙醇、75%乙醇溶液（DEPC 处理的水配制）、DEPC 处理水（无 RNA 酶）（灭菌水中加入 DEPC 至 0.1%浓度，室温或 37℃下避光静置过夜后，高压灭菌）、2×层析柱加样缓冲液、1×层析柱加样缓冲液、洗脱缓冲液[10mmol/L Tris-HCl（pH

7.6)、1mmol/L EDTA（pH 8.0）、0.05%SDS]、0.1mol/L NaOH、Oligo（dT）纤维素、5mol/L NaCl（无 RNA 酶）、3mol/L NaAC（pH 5.2）、预冷无水乙醇和70%乙醇溶液（DEPC 处理的水配制）。

【实验步骤】

1. Trizol 法提取总 RNA

（1）细胞匀浆获取

1）动物组织：按 10~30mg 组织加入 1ml Trizol，用电动匀浆器或者一次性研磨杵充分匀浆。

如果样品中含有较多蛋白、脂肪、多糖或肌肉、植物结节部分等，可离心去除。处理脂肪组织样品时，上层是大量油脂，应除去。取澄清的匀浆溶液进行下一步操作。

2）培养细胞收集

A. 贴壁细胞：无需胰酶消化，可直接用 Trizol 进行裂解，每 10cm² 培养面积加 1ml Trizol。

B. 悬浮细胞：可直接离心收集、裂解，每 1ml Trizol 可裂解 5×10⁶ 个动物或酵母细胞，或 10⁷ 个细菌细胞。

3）血液中白细胞的收集：直接取新鲜的血液，加入 3 倍体积经 DEPC 处理的去离子水，混匀后室温放置 10 分钟，10 000 r/min 离心 1 分钟。彻底吸弃上清，收集白细胞沉淀。每 100~200μl 血液收集的白细胞沉淀加入 1ml Trizol。

（2）RNA 抽提

1）上述获取细胞匀浆的样品加入 Trizol 后，室温放置 5 分钟，使样品充分裂解。

2）每 1ml Trizol 加入 200μl 氯仿，剧烈振荡混匀后室温放置 3~5 分钟使其自然分相。

（3）RNA 沉淀

1）4℃ 12 000 r/min 离心 10~15 分钟。样品会分成三层：黄色的有机相，中间层和无色的水相，RNA 主要在水相中，把水相（通常可吸取 550μl）转移到新管中。

注：小心吸取水相，千万不要吸取中间界面，否则将导致 RNA 样品中有 DNA 和蛋白质污染。

2）在上清中加入等体积冰冷的异丙醇，室温放置 10~20 分钟，4℃ 12 000 r/min 离心 10 分钟，弃上清，RNA 沉淀于管底。

（4）RNA 漂洗

1）每使用 1ml Trizol 试剂所得 RNA 沉淀中加入 1ml 75%乙醇溶液（用 RNase-free 水配制），温和振荡离心管，悬浮沉淀。

2）4℃ 5000~8000 r/min 离心 5 分钟，弃上清；短暂快速离心，用移液器小心吸弃上清，注意不要吸起沉淀。室温放置 5~10 分钟晾干沉淀。

注：RNA 样品不要过于干燥，否则很难溶解。

（5）溶解 RNA：沉淀中加入 50~100μl RNase-free 水，轻弹管壁，以充分溶解 RNA，-70℃ 保存。

2. mRNA 纯化

（1）纤维素处理：用 0.1mol/L NaOH 重悬 0.5~1.0g Oligo（dT）-纤维素。

（2）装柱：将重悬的 Oligo(dT)-纤维素灌注于经 DEPC 水处理过的一次性柱子（或塞以无菌玻璃毛的巴氏滴管,300℃烘烤灭菌 4 小时）,用 3 倍柱体积的 DEPC 水冲洗柱子。

（3）平衡层析柱：用无菌的 1×装柱缓冲液冲洗柱子,直到流出液的 pH<8.0（用 pH 试纸测试）。

（4）消化 RNA：将用双蒸灭菌水溶解的总 RNA 于 65℃温育 5 分钟后,快速冷却到室温,加入等体积的 2×装柱缓冲液并混匀后加入层析柱中,立即用无菌的 EP 管收集流出液。当所有的 RNA 溶液进入柱子后,再加入 1 倍柱体积的 1×装柱缓冲液,继续收集所有流出液。

（5）洗脱 mRNA：用 2~3 倍柱体积的无菌、无 RNA 酶的洗脱缓冲液从 Oligo(dT)-纤维素柱上洗脱 poly(A)$^+$RNA。以相当于 1/3~1/2 柱体积分管收集流出的洗脱液。

（6）收集 mRNA：用石英杯或处理过的异丁烯杯测量每管收集液的 A_{260nm} 值,混合含有 mRNA 的洗脱组分。

（7）纯化 mRNA：将混合的 mRNA 溶液,65℃加热 3 分钟,然后迅速冷却至室温,加入 1/10 体积的 5mol/L NaCl 混匀后加入同一个 Oligo(dT)-纤维素柱上进行第二轮层析[重复步骤（4）~（6）]。

（8）沉淀 mRNA：将 mRNA 混合液加入 1/10 体积的 NaAC(pH 5.2)混匀,再加入 2.5 倍体积冰冷的乙醇混匀,−20℃,30 分钟,然后在离心力 12 000g,4℃下离心 15 分钟,小心弃掉上清液。

（9）洗涤 mRNA：用 70%乙醇溶液洗涤沉淀（通常是不可见的）,然后在离心力 12 000g,4℃下离心 5 分钟,吸出上清,将敞口的 EP 管倒置几分钟,使大部分剩余乙醇蒸发。不要使沉淀干燥。

（10）mRNA 收集或保存：重新将潮湿的 RNA 沉淀用小体积的无菌、DEPC 处理过的水溶解。或将所得 mRNA 沉淀加入 70%乙醇溶液保存于−70℃。

【注意事项】

（1）操作者本人也是 RNA 酶的一个重要污染源,所以在实验过程中一定要戴手套和口罩。

（2）RNA 提取用的酚,应单独配制和使用。

（3）RNA 定量检测所用的石英杯,应在使用前后,以 1:1 的盐酸/甲醇溶液浸泡 30 分钟以上,并用大量无菌水冲洗干净。

（4）DEPC 有致癌性,操作时需小心。

（5）如果样品中含有较多蛋白、脂肪、多糖或肌肉、植物结节部分等,可离心去除;处理脂肪组织样品时,上层是大量油脂,应除去。

【思考题】

（1）简述异硫氰酸胍法提取 RNA 的基本原理。

（2）RNA 提取成功与否的关键点是什么?

（3）RNA 提取前需要做哪些准备工作?

（丁元廷）

实验六　核酸浓度及纯度鉴定

核酸的鉴定与分析是分子生物学最基本的技术之一,是研究核酸的结构与功能及其关系的基础。常用紫外分光光度法检测核酸的浓度和纯度,凝胶电泳鉴定核酸的相对分子质量和纯度。

一、紫外分光光度法检测核酸的浓度和纯度

【实验目的】
掌握紫外分光光度法检测核酸的浓度和纯度的原理和实验操作。

【实验原理】
组成核酸分子的碱基,均具有一定的吸收紫外线的特性,最大吸收波长在 250~270nm。碱基与戊糖、磷酸形成核苷酸后,其最大吸收峰值不会改变。核酸的最大吸收波长为 260nm,吸收低谷在 230nm,此物理特性为测定溶液中核酸浓度提供了基础。

在波长 260nm 的紫外线下,1 个吸光度值"A"的光密度约相当于 50μg/ml 的双链 DNA、40μg/ml 的单链 DNA 或 RNA、33μg/ml 的单链寡聚核苷酸。可以此来计算核酸样品的浓度,还可通过测定 260nm 和 280nm 的紫外吸收值的比值(A_{260}/A_{280})来估计核酸的纯度。

【实验器材】
1. 器材

紫外分光光度计、微量加样器、石英比色杯。

2. 试剂

待测核酸样品、双蒸水、DEPC 处理水。

【实验步骤】
(1) 紫外分光光度计先预热 30 分钟,吸取 5μl DNA 样品或 4μl RNA 样品,加水稀释至 1ml,混匀,转入石英比色杯中。如果样品量很少,可以选用更小量的比色杯。

(2) 以双蒸水为空白管校正零点,分别读取 260nm 和 280nm 的吸光度值。

【实验计算】
双链 DNA 样品浓度(μg/μl)= A_{260}×稀释倍数×50/1000。

单链 DNA/RNA 样品浓度(μg/μl)= A_{260}×稀释倍数×40/1000。

单链寡聚核苷酸样品浓度(μg/μl)= A_{260}×稀释倍数×33/1000。

【注意事项】
(1) 紫外分光光度计使用前需预热稳定 30 分钟,紫外分光光度法只用于测定浓度大于 0.25μg/ml 的核酸溶液。

（2）测定 DNA 样品在 260nm 和 280nm 处的吸光度值,通常情况下,A_{260}/A_{280}之比为 1.8 是高纯度的标志。但是有时比值为 1.8 的 DNA 溶液也不能完全断定为纯的 DNA 溶液,可能兼有蛋白质、酚及 RNA 污染。一般情况下,A_{260}/A_{280}的比值在 1.75~1.80 是可以接受的。若A_{260}/A_{280}低于 1.75,则表明制备物中有显著的蛋白质或酚污染;A_{260}/A_{280}若大于 1.80,则表明制备物中有 RNA 污染。

（3）测得 RNA 样品时,A_{260}/A_{280}比值若为 2.0,这是一个理想值,表明无杂质的污染,我们在实验中要求比值必须达到 1.85~2.0 为佳。若低于 1.7 则可能是由于蛋白污染所致,若高于 2.0 则可能是由于含有其他一些药剂的残留所致。

（4）测定 RNA 溶液吸光度时,也要谨记"无 RNA 酶"的意识,需戴手套和口罩,使用无 RNA 酶的移液器和吸头,防止外源性 RNA 酶的污染。

【思考题】

（1）紫外分光光度法检测核酸的浓度和纯度的原理?

（2）紫外分光光度计使用的注意事项?

二、琼脂糖凝胶电泳法鉴定 DNA 片段

【实验目的】

掌握琼脂糖凝胶电泳的原理和操作

【实验原理】

琼脂糖凝胶电泳是常用于分离、鉴定 DNA/RNA 分子混合物的常用方法,这种电泳方法以琼脂糖凝胶作为支持物,利用 DNA 分子在泳动时的分子筛效应及电荷效应,达到分离混合物的目的。核酸是两性电解质,其等电点为 pH 2.0~2.5,在常规的电泳缓冲液中(pH 约 8.5),核酸分子带负电荷,在电场中向正极移动。在一定的电场强度下,DNA 分子的迁移速度取决于分子筛效应,即分子的大小和构型是主要的影响因素。DNA 分子的迁移速度与其相对分子质量成反比。不同构型的 DNA 分子的迁移速度不同。如环形 DNA 分子样品,其中有三种构型的分子:共价闭合环状的超螺旋 DNA(cccDNA)、开环双链 DNA(ocDNA)和线状 DNA(IDNA)。这三种不同构型分子进行电泳时的迁移速度大小顺序为 cccDNA>IDNA>ocDNA。

不同浓度的琼脂糖凝胶具有不同大小的孔径,因此,应根据片段大小选择不同浓度的凝胶,从而能比较准确地测出分子质量。一般分子质量越大,选用的凝胶浓度越小(详见附录)。

荧光染料溴化乙锭(ethidium bromide,EB)是最常用的核酸荧光染料,可嵌入核酸双链的碱基之间,在紫外线激发下发出橘红色荧光,荧光强度与核酸含量成正比,通过与已知浓度的标准品比较,可估计出待测样品的浓度。

【实验器材】

1. 器材

水平式琼脂糖凝胶电泳槽、稳压稳流电泳仪、制胶板、点样梳、凝胶成像仪、微波炉、微量移液器。

2. 试剂

5×TBE 电泳缓冲液〔称取 54g Tris 碱,27.5g 硼酸,加蒸馏水约 900ml 使之完全溶解,再加入 500mmol/L EDTA（pH 8.0）溶液 20ml,定容至 1L〕、EB（10mg/ml,储存液）（在 100ml 水中加入 1g 溴化乙锭,搅拌数小时至溶解。将配好的 10 mg/ml 溴化乙锭溶液装在棕色瓶中,室温避光保存,使用时稀释至 0.5μg/ml）、6×DNA 上样缓冲液、琼脂糖（电泳级）。

【实验步骤】

1. 配制琼脂糖凝胶

根据待分离的 DNA 分子的大小范围配制适宜浓度的琼脂糖凝胶溶液。称取相应量的琼脂糖,放到一锥形瓶中,加入适量的 0.5×TBE 电泳缓冲液。然后置微波炉加热至完全熔化。

2. 胶板的制备

用胶带将洗净、干燥的电泳凝胶板的两端开口封好,插上点样梳,注意观察点样梳齿下缘应与胶槽底面保持 1mm 左右的间隙。待胶溶液冷却至 55℃ 左右,在胶液内加入适量的溴化乙锭至浓度为 0.5μg/ml。摇匀后将凝胶缓慢倒入凝胶板中,厚度为 3~5mm,室温放置 30~45 分钟,待其凝固后,垂直轻拔点样梳,撕下胶带,将凝胶板缓慢放入电泳槽内,加入 0.5×TBE 缓冲液,使电泳缓冲液液面没过琼脂糖凝胶面约 1mm。注意加样孔内不可有气泡。

3. 加样

在样品中加入 1/5 体积的上样缓冲液,混匀,用微量移液器将样品混合液小心加入加样孔中。

4. 电泳

加样后的凝胶板立即通电进行电泳,以 1~5V/cm 电压电泳。当琼脂糖浓度低于 0.5%,电泳温度不能太高。样品由负极（黑色）向正极（红色）方向移动。当溴酚蓝移动到距离胶板下沿约 1cm 处时,停止电泳。

【实验结果】

在凝胶成像仪中观察橘红色荧光条带,拍照并分析结果。

【注意事项】

（1）电泳中使用的溴化乙锭（EB）为中度毒性、强致癌性物质,务必小心,勿沾染于衣物、皮肤、眼睛、口鼻等。所有操作均只能在专门的电泳区域操作,戴一次性手套,并及时更换；沾有 EB 的容器或物品必须经过专门处理才能清洗或丢弃。

（2）琼脂糖应加热至完全熔化后方可制胶,加热时应盖上封口膜,以减少水分蒸发。

（3）紫外线对人体,尤其是眼睛有危害性,必须确保紫外线光源受到屏蔽,并佩戴护目镜或安全面罩。

（4）以 0.5×TBE 作为电泳缓冲液时,溴酚蓝在 0.5%~1.4% 的琼脂糖凝胶中的泳动速度大约相当于 300bp 的线性 DNA 的泳动速度,而二甲苯青的泳动速度相当于 4Kb 的双链线性 DNA 的泳动速度。

（5）每加完一个样品,应更换一个吸头,以防污染,加样时勿碰坏样品孔周围的凝胶面。并且在加样前要先记下加样的顺序和点样量。

（6）配胶的缓冲液和电泳槽中的缓冲液应为同一批次,否则易引起离子强度和 pH 的不一致而影响核酸的迁移。

（7）加样孔容积决定最大加样量。通用的加样孔可以容纳约 50μl 样品,过多会溢出而导致交叉污染,影响结果分析。

（8）采取低电压、长时间电泳,可以得到较好分辨率和整齐带型的电泳图谱。

【思考题】

（1）加入 DNA 上样缓冲液的目的是什么?

（2）如何运用琼脂糖凝胶电泳判断 DNA 的浓度与纯度?

三、非变性聚丙烯酰胺凝胶电泳鉴定 DNA 片段

【实验目的】

掌握聚丙烯酰胺凝胶垂直板电泳的原理和操作技术

【实验原理】

聚丙烯酰胺凝胶是由丙烯酰胺单体和少量交联剂亚甲基双丙烯酰胺通过化学催化剂(过硫酸铵),四甲基乙二胺(TEMED)作为加速剂或光催化聚合作用形成的三维结构的高聚物。聚丙烯酰胺凝胶孔径大小取决于丙烯酰胺和亚甲基双丙烯酰胺的浓度及比例。聚合后的聚丙烯酰胺凝胶形成网状结构,聚丙烯酰胺凝胶在分离小片段 DNA 分子时效果很好,其分辨率极高,相差 1 bp 的 DNA 片段都能分开,而且在一个标准点样孔中可以容纳相对大量的 DNA。常用的聚丙烯酰胺凝胶有两种:非变性聚丙烯酰胺凝胶和变性聚丙烯酰胺凝胶,前者用于分离和纯化双链 DNA 片段,后者用于分离和纯化单链 DNA 片段。本实验仅介绍非变性聚丙烯酰胺凝胶电泳。根据需要待分离 DNA 片段的大小选择不同浓度的凝胶(详见附录)。

【实验器材】

1. 器材

垂直电泳槽、稳压稳流电泳仪、脱色摇床、微量移液器、透明胶带、点样梳、凝胶成像仪。

2. 试剂

（1）30%丙烯酰胺混合液:称取丙烯酰胺(Acr)29g 及亚甲基双丙烯酰胺(Bis)1.0g,溶于 60ml 蒸馏水中,加热至 37℃溶解,用蒸馏水补足至 100ml,过滤除菌,储存在棕色瓶中于 4℃保存,可使用 1 个月。

（2）10%(W/V)过硫酸铵(AP),4℃可储存数周。

（3）四甲基乙二胺(TEMED)。

（4）5×TBE(电泳时稀释 5 倍)。

（5）6×凝胶上样缓冲液:0.25%溴酚蓝溶液,0.25%二甲苯青溶液,30%甘油水溶液,4℃储存备用。

（6）DNA Marker。

（7）银染溶液的组成

1）固定液：10%乙醇溶液。

2）染色液：0.1% AgNO₃ 溶液。

3）显色液：2% Na₂CO₃ 溶液，无水碳酸钠 6g，硫代硫酸钠 0.3 mg，溶于 300 ml 纯水中，用时加入 37%甲醛溶液 0.4 ml。

4）终止液：4%乙酸溶液。

【实验步骤】

1. 聚丙烯酰胺凝胶的制备、上样与电泳

（1）电泳前的准备：将聚丙烯酰胺垂直电泳槽中的凝胶玻璃板充分洗净，晾干，将两块玻璃板和胶条压好，并用胶带将玻板的两边及底部密封。

（2）聚丙烯酰胺凝胶的制作：根据玻璃板的大小和胶带的厚度来确定聚丙烯酰胺凝胶的体积，根据待分离 DNA 大小制备相应浓度的凝胶溶液（详见附录），配好的胶液临用前每 100ml 中加 35μl 的 TEMED，混匀。

（3）用 50ml 注射器吸取配好的胶溶液，排除气泡后，插入两块玻璃板之间的空隙处，连续注入，直至灌满模具顶部，注意观察在此过程中是否产生气泡或渗漏。若有气泡或渗漏，则将凝胶倒出，把平板彻底洗净后重新灌胶。灌胶时将模具放置成 10°角左右倾斜，以减少泄漏及凝胶的变形。

（4）凝胶灌注完后立即插入点样梳，注意不要产生气泡，梳齿不要全部插入胶内，约留 2mm 以免拔梳时破坏胶孔，同时检查有无凝胶渗漏。

（5）室温下放置 30~60 分钟聚合完全。此时在点样梳下方可以看见一条折射率不同的光线。若凝胶回缩明显，应补加胶溶液。

（6）小心拔出点样梳，立即用蒸馏水冲洗加样孔，然后用移液器或吸水纸吸取水分（目的是防止电泳后条带不整齐），去掉胶纸带。将凝胶板放入电泳槽中固定好，加入 1× TBE 缓冲液于上下两个电泳槽中，并用 1×TBE 缓冲液再次冲洗加样孔。

（7）上样：在样品中加入 1/5 体积的凝胶上样缓冲液，混匀，用微量移液器将样品混合液小心注入加样孔中。

（8）连接上电源，以 1~8V/cm 电压进行电泳，至指示剂迁移至适当位置，停止电泳。

（9）回收垂直电泳槽中的电泳缓冲液，卸下玻璃板，用薄钢勺或刀片小心地将玻璃板从一角撬起，将上面的玻璃板平稳地拿开。有时候凝胶仍附着在下面的玻璃板上，可连同玻璃板进行染色，很快凝胶即从玻璃板上脱落。

2. 聚丙烯酰胺凝胶中 DNA 的染色

常用的染色方法两种，一种为 EB 染色法，另一种为硝酸银溶液染色法。EB 染色方法基本同前。本实验介绍常规的硝酸银溶液染色法。

（1）将染缸中的凝胶，先用蒸馏水冲洗一遍。

（2）固定：加入 10%乙醇溶液固定 10 分钟，弃去固定液。

（3）氧化：加入 1%硝酸溶液，3 分钟，弃去氧化液。用水漂洗 2 次，每次 10 秒。

（4）染：加入 0.1% 硝酸银溶液，放在脱色摇床上 15~30 分钟后，将硝酸银倒掉，用水冲洗 15 秒。

（5）显色：用 2%碳酸钠（含 50μl 甲醛）溶液显色，待条带清晰后将溶液倒掉，然后加入 4%乙酸溶液停止显色。回收乙酸溶液待后用。

【实验结果】

在凝胶成像仪下观察电泳结果,分析结果并拍照。

【注意事项】

(1)丙烯酰胺是强烈的神经毒素,可经皮肤、呼吸道等吸收,故操作时要注意防护。

(2)清洗玻璃板时一定要彻底洗净,确保玻璃板上无油污,否则凝胶中会产生气泡影响实验结果。

(3)为防止凝胶与玻璃板粘连,减少电泳后揭胶时凝胶发生断裂,可将玻璃板的一面用硅化油处理。

(4)为防止凝胶中产生气泡,从而影响 DNA 分子区带的形状和迁移方向,灌胶应连续操作,灌胶前可抽真空以去除溶液中的气泡。

(5)将点样梳从凝胶中拔出来后要立即冲洗点样孔,防止未聚合完的丙烯酰胺流入点样孔,聚合后造成点样孔不平整,引起 DNA 条带的变形。

(6)同琼脂糖电泳一样,配胶的缓冲液和电泳槽中的缓冲液应为同一批次,否则易引起离子强度和 pH 的不一致而影响核酸的迁移。

(7)采取低电压、长时间电泳,可以得到较好分辨率和整齐带型的电泳图谱。

(8)聚丙烯酰胺凝胶用银染法比 EB 染色法灵敏度更高。

【思考题】

(1)聚丙烯酰胺凝胶电泳与琼脂糖凝胶电泳有什么差异?

(2)聚丙烯酰胺凝胶电泳能否使用 EB 染色?

四、甲醛琼脂糖变性凝胶电泳鉴定 RNA 完整性

【实验目的】

掌握甲醛变性凝胶电泳鉴定 RNA 完整性的方法。

【实验原理】

由于 RNA 容易形成二级结构,而甲醛与鸟嘌呤残基的单亚氨基基团形成不稳定的 Schiff 碱基对,这些化合物通过阻止 RNA 自身或 RNA 间的碱基配对而使 RNA 维持在变性状态,得到的电泳图能真实反映 RNA 的质量状况。不同分子大小的 RNA 在甲醛琼脂糖凝胶电泳中的迁移率不同,其迁移率与相对分子质量的对数呈反比关系,将 RNA 通过凝胶电泳按分子大小不同在凝胶中分离出来。

【实验器材】

1. 器材

水平电泳仪、凝胶成像仪、移液器。

2. 试剂

(1)琼脂糖、甲醛、甲酰胺、DEPC 处理水等。

(2)10×3-(N-吗啉基)丙磺酸(MOPS)电泳缓冲液。配制如下:

1)41.8g MOPS 溶解于 700ml 灭菌的 DEPC 处理的水中。

2）用 2mol/L NaOH 调整 pH 到 7.0。

3）加 DEPC 处理的 1mol/L NaAC 20ml 和 DEPC 处理的 0.5mol/L EDTA（pH 8.0）20ml。

4）用 DEPC 处理的水将体积调到 1L。

5）用 0.45μm 滤膜过滤除菌,室温避光保存。

（3）5×甲醛变性胶加样缓冲液。配制如下：

预先配制水饱和的溴酚蓝溶液：在 1.5ml 离心管中加入约 0.1mg 溴酚蓝,加入 1ml DEPC 水充分溶解,离心,可见管底有溴酚蓝粉末,上层即为饱和溴酚蓝溶液。取 15ml 灭菌离心管,依次加入以下各成分：

10×MOPS 缓冲液	4.0ml
甲酰胺	3.1ml
100%甘油	2.0ml
37%甲醛溶液	720μl
0.5mol/L EDTA（pH 8.0）	80μl
饱和溴酚蓝溶液	16μl
DEPC 处理水	100μl

混匀分装,−20℃保存备用。

（4）1×甲醛变性胶电泳缓冲液（200ml）,使用时临时配制。

10×MOPS 缓冲液	20ml
37%甲醛溶液	4.0ml
DEPC 处理水	176ml

（5）RNA 标准品（RNA Marker）。

【实验步骤】

1. 配制 1.2%甲醛琼脂糖变性凝胶

DEPC 处理过的水	30ml
10×MOPS	3.34ml
琼脂糖	0.4g
甲醛（37%,pH>3.5）	0.6ml
总体积	34ml

注意：制胶时先将水、MOPS、琼脂糖熔化（可用微波炉）,室温放置至冷却到 60℃,再加入甲醛（剧毒,操作小心）,混匀并置通风橱中,稍稍冷却后倒入制胶器中。

2. 装 RNA 电泳体系

将制好的胶放入电泳仪,加入 1×甲醛变性胶电泳缓冲液,略高出凝胶表面。

3. RNA 电泳点样液体系（每一离心管中）

5×MOPS	2.0μl
RNA	2.0μl
EB	0.5μl

4. 点样

将样品混合液小心加入加样孔中。

5. 电泳

以 5~10V/cm 电泳 30 分钟左右。

6. 观察

在凝胶成像仪下观察电泳结果。

【实验结果】

在凝胶成像仪的紫外检测中若能看到两条清晰可区分的主带(28S 和 18S)的 RNA,则表明 RNA 完整无降解(图 6-1)。一般认为 28S 和 18S 真核细胞 RNA 比值约为 2:1(从电泳的两条主带的亮度可判断)。若该比值逆转,则表明有 RNA 降解,因为 28S RNA 可特征地降解为类似 18S 的 RNA,在电泳图像上表现为只有一条主带或出现弥散等现象(如图 6-2)。

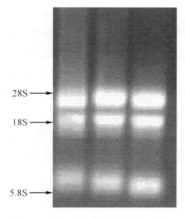

图 6-1 总 RNA 的电泳图(成功)

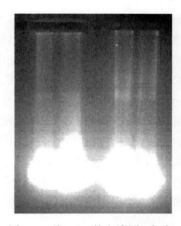

图 6-2 总 RNA 的电泳图(失败)

【注意事项】

(1)电泳槽必须用 3%H_2O_2 浸泡 20 分钟以上,然后用 DEPC 处理水冲洗。

(2)玻璃器皿和塑料制品应浸泡在 0.1% 的 DEPC 水溶液中,室温过夜,然后用 DEPC 处理水洗数次。洗净后的玻璃器皿于 180℃烘烤 8 小时,然后高压灭菌 15 分钟;洗净后的塑料制品应用高压蒸汽灭菌。

(3)含甲醛的琼脂糖凝胶易破碎,移动时要轻缓。

(4)注意 DEPC 的致癌性和甲醛的毒性对操作人员及环境的影响。

(黄 健 丁元廷)

实验七 质粒 DNA 的限制性核酸内切酶酶切分析

【实验目的】

（1）掌握限制性内切酶的特性、酶切的原理以及操作方法。

（2）了解 DNA 限制性内切酶的酶切在分子生物学研究中意义和作用。

【实验原理】

限制性核酸内切酶，又称限制酶，是一类特异地识别双链 DNA 分子内部特异位点并且裂解磷酸二酯键的水解酶，它是基因工程中用于体外剪切基因片段的重要工具酶。

限制酶按其亚基组成和切断核酸情况的不同，可分为三型：Ⅰ型酶结合特定识别位点但随机切割识别位点不远处的 DNA，因此无法用于分析 DNA 结构或克隆基因。Ⅲ型酶有专一的识别序列，在识别序列旁边几个非特异性核苷酸对的位置上切割双链，故也不能应用于基因克隆。Ⅱ型酶能识别专一的核苷酸顺序，并在该顺序内的固定位置上切割双链。由于这类限制酶的识别和切割的核苷酸都是专一的，因此在分子克隆中得到广泛应用，是重组 DNA 的基础，如 EcoRⅡ、HindⅢ等。通常所说的限制酶就是指Ⅱ型酶。

Ⅱ型酶的切割方式有两种。黏性末端：是交错切割，结果形成两条单链末端，这种末端的核苷酸顺序是互补的，可形成氢键。平头末端：是在同一位置上切割双链，产生平头末端。

本实验介绍 EcoRⅠ 的酶切反应，切割识别后产生黏性末端的 DNA 片段。

EcoRⅠ 的酶切位点为：

$$\downarrow$$
5′……GAATTC……3′
3′……CTTAAG……5′
$$\uparrow$$

【实验器材】

1. 器材

恒温水浴箱、台式高速离心机、微量加样器、0.2ml EP 管、稳流稳压电泳仪、电泳槽、凝胶成像系统、封口膜。

2. 试剂

质粒 DNA 样本、EcoRⅠ 限制酶（2U/μl）、10×限制酶缓冲液、5×TBE 电泳缓冲液、琼脂糖（或聚丙烯酰胺）、溴化乙锭（EB）储存液、分子质量标准参照物、无菌双蒸水、溴酚蓝染料。

【实验步骤】

1. 质粒 DNA 样品的稀释

根据质粒 DNA 样品的浓度，取适量稀释为 0.4μg/μl 的酶切用质粒 DNA。稀释时的取样顺序为：无菌双蒸水+质粒 DNA 样品。

2. 酶切体系的配置

取一无菌新的 EP 管，按表 7-1 顺序依次加入试剂。

3. 酶切

37℃恒温水浴箱放置 1~2 小时。然后将反应管置 65℃ 水浴 10 分钟使酶失活,终止酶解反应。

4. 电泳

用移液器将已加入上样缓冲液的 DNA 样品加入事先已配制的琼脂糖胶板加样孔(记录点样顺序及点样量),接通电泳仪与电泳槽的电源,100V 电泳 1 小时,当溴酚蓝染料移动到距离板下沿约 2cm 处停止电泳。

表 7-1　酶切反应体系

试剂	样品量(μl)
无菌双蒸水	14.8
10×限制酶缓冲液	2.0
质粒 DNA 样本	2.2
EcoR I 限制酶	1.0

注:混匀后瞬时离心 5 秒,用封口膜封紧反应管。(注:EcoR I 必须保持在冰浴的环境中,用完后立即放入-20℃冰柜)。

【实验结果】

在凝胶成像系统中观察并分析结果。一般质粒 DNA 样品经过酶切后产生 2~3 条条带:闭环、线性和开环质粒。在紫外灯下呈现 2~3 条均匀条带。

本实验中常见的问题及原因包括:

1. DNA 完全没有被限制性内切酶切割

①限制性内切酶失活;②DNA 不纯;③酶切位点被修饰;④DNA 上不存在该酶的识别顺序。

2. DNA 切割不完全

①限制性内切酶活性下降或稀释不正确;②DNA 不纯或反应条件不佳;③酶切位点被修饰;④部分 DNA 溶液粘在管壁上;⑤酶切后 DNA 粘末端退火。

3. DNA 片段数目多于理论值

①存在第二种限制性内切酶污染;②样品 DNA 中含有其他 DNA;③限制性内切酶信号活力。

【注意事项】

(1) 酶切体系中质粒 DNA 样本浓度不应太大,并具有一定的纯度。在 DNA 样品中若含有蛋白质,或没有去除干净制备过程中所用的乙醇、EDTA、SDS、酚、氯仿和某些高浓度金属离子,均会降低限制酶的催化活性,甚至使限制酶不起作用。

(2) 限制酶需要保存在-20℃的低温环境中,运输和临时存放时需要将酶置于冰上。用完后需要及时放回-20℃。严格按照反应体系的顺序加样,以免使酶污染而导致浪费。

(3) 加入反应的酶体积不超过反应总体积的 1/10,避免限制酶活性受到影响。

(4) 酶切消化反应的温度,是影响内切酶活性的一个重要因素。不同的核酸内切限制酶,具有各自的最适反应温度。EcoR I 限制酶最适反应温度为 37℃。

(5) 商品化的限制酶有很多种,其切割序列明确,并且不同商家所提供的酶均配有相对应的缓冲液(主要是盐的浓度不同),不同厂家提供的缓冲液不能互用。

【思考题】

(1) 限制性内切酶可分为几种类型?Ⅱ型限制酶有何特性?

(2) 简述影响酶切活性的因素。

(3) 结合实验情况,简述如何提高酶切的反应效率。

(高　波)

实验八　聚合酶链反应

【实验目的】

（1）掌握聚合酶链反应扩增的原理、操作步骤。

（2）熟悉运用琼脂糖凝胶电泳鉴定聚合酶链反应产物的方法。

（3）了解聚合酶链反应技术在分子诊断中的作用。

【实验原理】

聚合酶链反应（polymerase chain reaction，PCR），是一种选择性体外快速特异性扩增DNA 或 RNA 片段的技术。模拟于 DNA 的体内复制过程，在 DNA 多聚酶的作用下，引物按照碱基配对原则分别与模板 DNA 两条单链互补结合，从而合成位于两条引物之间的核酸靶序列。PCR 扩增包括三个基本步骤，即变性、退火、延伸为一个循环。每扩增一个循环，理论上使 DNA 数量增加一倍。25~30 次循环后，特异 DNA 序列片段以指数方式扩增，可达 10^6 倍以上。

PCR 反应体系的主要成分包括：DNA 模板、寡核苷酸引物（上游引物和下游引物）、4种脱氧核苷三磷酸（dNTP）的混合物、Taq DNA 聚合酶、Mg^{2+}、Buffer 等。

PCR 循环的基本反应参数包括：

1. 高温变性

加热模板链，使其解离为单链。

2. 低温退火

降低温度，使寡核苷酸引物在低温条件下与模板 DNA 结合，形成局部的双链，这也是 DNA 复制的起点。

3. 中温延伸

引物与模板结合后，在 DNA 聚合酶的作用下，从引物的 5′端向 3′端延伸，合成与模板互补的 DNA 链。每一循环经过变性，退火和延伸，DNA 含量即增加一倍。

4. 循环次数

循环次数决定 PCR 扩增的产量。通常 25~30 轮循环已经足够，但当起始模板浓度低时，可以增加循环次数。不过循环次数过多，非特异性扩增就会增加。大多情况下设置 30 个循环反应。

本实验扩增人 β 肌动蛋白基因的一段序列，扩增片段长度为 438bp。

【实验器材】

1. 器材

PCR 扩增仪、高速离心机、0.2ml 反应管、稳压稳流电泳仪、电泳槽、紫外凝胶成像系统、微量移液器、漩涡混匀器。

2. 试剂

1ng/μl DNA 模板、dNTPs（dATP、dGTP、dCTP、dTTP）、Mg^{2+}（25mmol/L）、Taq 聚合酶

（5U/μl）、10×Buffer、无菌双蒸水（ddH₂O）、琼脂糖、0.5×TBE 电泳缓冲液、10mg/ml 溴化乙锭（EB）、0.25%溴酚蓝溶液、DNA 分子质量标准。寡核苷酸引物：上游引物为 5′-ATC ATG TTT GAG ACC TTC AAC -3′，下游引物为 5′-CAG GAA GGA AGG CTG GAA GAG-3′。

【实验步骤】

（1）取四支干净无菌 0.2ml PCR 反应管，三支为实验管，一支为空白对照管，并标记，按表 8-1 顺序加入试剂（空白对照管用 ddH₂O 代替模板）。

表 8-1　PCR 反应体系

	储存浓度	终浓度	加样量（μl）
dNTP	2mmol/L	100μmol/L	1.5
Mg^{2+}	25 mmol/L	2 mmol/L	2.4
Taq 聚合酶	5U/μl	1.5U	0.3
10 × buffer	10 ×	1 ×	3.0
上游引物	6pmol/L	0.4 pmol/L	2.0
下游引物	6pmol/L	0.4 pmol/L	2.0
DNA 模板			5.0
ddH₂O			13.8
共计			30.0

（2）将 PCR 反应管在漩涡混匀器上混匀后，12 000r/min 瞬时离心 10 秒。

（3）在 PCR 扩增仪上按表 8-2 编制反应条件，并扩增。

（4）反应结束，取扩增产物行琼脂糖凝胶电泳，在凝胶成像系统中分析结果。

表 8-2　PCR 反应条件

步骤	温度（℃）	时间（s）	循环数
预变性	94	300	1
变性	94	45	
退火	55	45	
延伸	72	60	×30
连接	72	300	1

【实验结果】

取扩增后产物 5～10μl，用琼脂糖凝胶电泳分析扩增结果，紫外光下与 DNA 分子质量标准比较，在约 438bp 处出现特异性的目的条带，说明扩增出待测 DNA 片段，而在空白对照管中无扩增条带（图 8-1）。

【注意事项】

（1）PCR 反应灵敏度高，微量的样品污染就有可能造成假阳性结果，因此操作中谨防污染的发生。

（2）所有加样器用吸头（带滤芯）、离

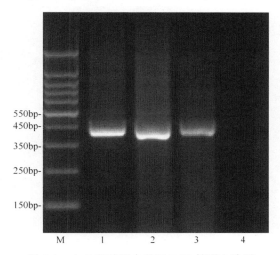

图 8-1　人 β 肌动蛋白基因 PCR 扩增电泳图
M. Marker；1～3. 阳性扩增；4. 空白对照

心管等都为一次性用品,常规消耗用品使用后作一次性处理,避免反复使用造成污染。

（3）PCR 反应时,除实验样品外,还应该设有阴阳性对照和空白对照。

（4）成套试剂,小量分装,专一保存,防止它用。配制试剂用新器具,用后作一次性处理。

（5）如果 PCR 仪没有配置加热盖,离心管内的 PCR 反应混合液的上层应加矿物油或石蜡油防止液体蒸发。

（6）商品化的 PCR 试剂盒应该对 PCR 条件进行优化,以减少非特异性扩增,从而提高反应的特异性和灵敏度。

【思考题】

（1）简述 PCR 反应原理及主要步骤。

（2）怎样对 PCR 体系进行优化?

（高　波）

实验九　人 β-肌动蛋白 mRNA 反转录聚合酶链反应(RT-PCR)检测

反转录聚合酶链反应(reverse transcriptase-polymerase chain reaction,RT-PCR)是将 RNA 的反转录(RT)和单链 DNA(cDNA)的聚合酶链式扩增(PCR)相结合的技术。提取组织或细胞中的总 RNA,以其中的 mRNA 作为模板,采用 Oligo(dT)或随机引物,经反转录酶的作用从 RNA 反转录成 cDNA,再以 cDNA 为模板,扩增合成目的片段,然后通过琼脂糖凝胶电泳 RT-PCR 产物,从而间接检测 β-肌动蛋白 mRNA。RT-PCR 技术使得 RNA 检测灵敏度提高了几个数量级,使一些极为微量 RNA 样品分析成为可能。作为模板的 RNA 可以是总 RNA、mRNA 或体外转录的 RNA 产物。该技术主要用于:检测细胞中基因表达水平,细胞中 RNA 病毒的含量和直接克隆特定基因的 cDNA 序列,分析基因的转录产物,获取目的基因,合成 cDNA 探针,以及构建 RNA 高效转录系统等。

【实验目的】

(1) 熟悉 RT-PCR 的操作过程及原理。

(2) 了解 RT-PCR 操作过程中的注意事项。

【实验原理】

提取细胞中的总 RNA,以其中的 mRNA 作为模板,经反转录酶催化三磷酸脱氧核苷酸(dNTPs)聚合成与细胞 mRNA 模板互补的 cDNA,再以 cDNA 为模板,采用 β-actin 引物,经 PCR 扩增合成目的片段,然后通过琼脂糖凝胶电泳法检测 RT-PCR 产物,从而间接检测 β-肌动蛋白 mRNA。

【实验器材】

1. 器材

微量加样器、0.5ml Eppendorf 微量离心管、低温高速离心机、DNA 扩增仪、漩涡混匀器、稳压稳流电泳仪、水平电泳槽、紫外凝胶分析系统、改良牛鲍式计数池。

2. 试剂

DEPC 水、75%乙醇溶液、异丙醇与氯仿、5×TBE 电泳缓冲液、0.5 mol/L EDTA(pH 8.0)、1.5%琼脂糖凝胶、RNA 提取液、裂解液、饱和酚∶氯仿∶异戊醇(50∶49∶1)、无水乙醇、20%聚乙二醇(PEG)6000、3mol/L 乙酸钠(NaAc)、pH 5.2 RNA 酶(Rnase)(20~40U/μl)、反转录体系、随机引物(随机寡聚核苷酸、长度为 6bp)、PCR 反应体系、β-actin 引物一对(25μmol/L)。序列:上游引物,GACCCACACCTTCTACAATG;下游引物,TGCTT-GCTGATCCACATCTG。

【实验步骤】

1. 人外周血单个核细胞的分离

(1) 取淋巴细胞分离液 4ml 加入玻璃试管中,待用。

(2) 取人 EDTA 抗凝静脉血 2ml,用等量生理盐水稀释混匀后,用塑料吸管吸取稀释抗凝血,沿管壁缓慢加于淋巴细胞分离液上面。

（3）将试管置离心机中,室温条件下 2000 r/min 离心 20 分钟。弃去最上层的血浆,吸取单个核细胞层,加 1~2 倍量的生理盐水,混匀后 2000 r/min 离心 5 分钟。

（4）用生理盐水将沉淀的单个核细胞再次洗涤后,2000 r/min 离心 5 分钟,弃上清液,加 1ml 生理盐水,混匀,转入 Eppendorf 管中。

（5）取 20μl 单个核细胞悬液加入 380μl 白细胞稀释液中,混匀,用毛细血管吸取约 10μl 加入改良牛鲍式计数池中,在显微镜下进行细胞计数,单个核细胞/L＝四个大格内单个核细胞/20×10^9。

（6）将单个核细胞悬液 2000 r/min 离心 5 分钟,留细胞沉淀于 Eppendorf 管中用于下一步的总 RNA 提取。

2. 异硫氰酸胍结合氯仿-酚提取总 RNA

（1）标本的处理:留有细胞沉淀的 Eppendorf 管,加入 200μl 20% 聚乙二醇（PEG）6000,4℃ 3 小时,12 000 r/min 离心 15 分钟（4℃）,弃上清;加入 500μl 裂解液,混匀;加入 50μl NaAc、500μl 饱和酚:氯仿:异戊醇,混匀,冰浴 10 分钟,在 4℃ 12 000 r/min 离心 5 分钟,取上层水相再用氯仿-异戊醇抽提一次,加入 1/10 体积 3mol/L NaAc 溶液、2.5 体积无水乙醇,冰浴 30~60 分钟后 4℃ 14 000 r/min 离心 10 分钟,弃上清。

（2）用 75% 的预冷乙醇（DEPC 水配制）溶液洗沉淀两次:取 75% 乙醇溶液 450μl 洗沉淀,充分震荡混匀,6000 r/min 离心 1 分钟,然后弃上清,再用 75% 乙醇溶液 450μl 洗一次,65℃干燥沉淀 10 分钟。

（3）沉淀烘干或真空干燥,用 10μl DEPC 处理水溶液,加入 2U Rnase,−20℃保存备用。

3. 反转录

向沉淀管加入 18μl 标本 RNA 提取物及 2μl 反转录体系,震荡混匀,瞬时（3 秒）离心后 37℃放置 45 分钟,95℃加热 3 分钟。瞬时（3 秒）离心后,吸取 5μl 反转录产物 4℃保存。

4. PCR 扩增

以双蒸水取代 cDNA 模板作为 PCR 阴性对照,将 PCR 反应体系加于反转录产物和阴性对照的 Eppendorf 管中,短暂离心,混匀。将各 PCR 反应管放入 DNA 扩增仪,94℃ 5 分钟,然后按以下条件进行热循环:94℃ 45 分钟,56℃ 30 分钟,72℃ 30 分钟循环 30 次,最后 72℃延伸 5 分钟。

5. 琼脂糖凝胶电泳法测定 RT-PCR 产物

（1）制胶:将前已配制好的凝胶置于已放好加样梳的托架胶板上,使凝胶厚度为 3~5mm。凝胶完全凝固后,撕掉两端胶带,将托架放于电泳槽中,加样孔靠近负极端。加入电泳缓冲液,使之没过胶面约 2mm,拔出加样梳。

（2）加样:在微量加样板上将 5μl RT-PCR 样品和阴性对照产物分别与 1μl 电泳缓冲液混匀,用微量加样器分别加入凝胶样品孔中,将 DNA Marker 加入另一样品孔中。

（3）电泳:盖上电泳槽,接通电源 5V/cm 左右的电压进行电泳。一般溴酚蓝前移 3~4cm 时,即可停止电泳。

（4）检测:将凝胶置于紫外凝胶分析系统中,观察各泳道是否有红橙色荧光带的出现,各产物的荧光强度与已知长度的 DNA Marker 条带相比较,可对 mRNA 水平进行半定量分析。

【注意事项】

1. 操作中的注意事项

(1) 抽提总 RNA 时应小心吸取上层水相转入 Eppendorf 管,注意勿吸取水相与有机相的界面层,此层含有 DNA 及蛋白质,这些物质对 PCR 扩增有影响。

(2) 采用热启动 PCR 可以避免非特异性 PCR 产物和引物二聚体的生成。

(3) 不同公司所提供的反转录试剂,PCR 试剂的反应体系反应的条件应根据实际情况调整。

(4) 大多数目标 RNA 经 40 次 PCR 反应就能观察到。但如果目标 RNA 太稀少,可增加扩增次数到 45~50 次。

2. RT-PCR 中避免 Rnase 的污染

(1) 操作人员戴口罩和手套、帽子,操作中勤换手套。

(2) 使用低特异性 Rnase 抑制物:如皂土、复合硅酸盐、肝素、DEPC 等。

(3) 去除蛋白质物质:蛋白质变性剂、蛋白酶 K、阴离子去污剂。

(4) 加入 Rnase 的特异性抑制剂:焦磷酸二乙酯(DEPC)、异硫氰酸胍、氧钒核糖核苷复合物。异硫氰酸胍被认为是目前最有效的 RNA 酶抑制剂。

【思考题】

(1) RT-PCR 产物琼脂糖凝胶电泳结果的处理?

(2) 如何提高 RT-PCR 的灵敏度和特异性?

(鄢仁晴)

实验十　探针的制备

【实验目的】

（1）掌握 DNA 缺口平移标记法的原理、操作步骤以及注意事项。

（2）熟悉探针的分类及标记常用的方法。

（3）了解探针制备的意义。

【实验原理】

探针（prober）广义上是指能与特定靶分子发生特异性相互作用，并能被特殊方法所检测的分子，例如抗原-抗体、生物素-亲和素等均可看成是探针与靶分子的相互作用。核酸探针是指能够与核苷酸序列发生特异互补结合，并可用特殊方法检测的已知被标记（同位素或非同位素标记）的核苷酸链。其本质就是一段与目的基因或 DNA 互补的特异核苷酸序列，它可以包括整个基因，也可以仅仅是基因的一部分；可以是 DNA 本身，也可以是由之转录而来的 RNA。核酸探针的分子标记是分子生物学最常用的技术，是核酸分子杂交技术的基础。

分子生物学研究中，最常用的探针即为双链 DNA 探针，它广泛应用于基因的鉴定、临床诊断等方面。双链 DNA 探针的合成方法主要有下列两种：切口平移法和随机引物合成法。本实验以 DNA 切口平移标记法讲述探针的制备。

切口平移法快速、简便，是目前常用的 DNA 探针标记方法，可标记任何形式的双链 DNA。首先用 DNA 酶 I 将 DNA 双链随机切割产生多个单链切口，切口处的 3′-OH 可作引物，在大肠杆菌 DNA 多聚酶 I（E. coli DNA-pol I）的酶活性催化下，以互补的单链为模板，以 dNTP 为原料（其中一种 dNTP 已被标记），在 3′-OH 切口末端加入新的 dNTP；同时利用 E. coli DNA-pol I 的 5′-3′外切酶活性从 5′末端切除核苷酸，5′端核苷酸去除与 3′端新核苷酸的加入同时进行，使切口沿着 DNA 链移动（切口平移），从而合成两条互补的具有放射活性的 DNA 单链，并且原来特定的核苷酸残基被标记的同种核苷酸残基所取代。此种方法可标记任何形式的双链 DNA，能满足大多数杂交实验的要求。

切口平移反应受几种因素的影响：①产物的比活性取决于[α-³²P]dNTP 的比活性和模板中核苷酸被置换的程度。②DNA 酶 I 的用量和 E. coli DNA-pol I 的质量会影响产物片段的大小。③DNA 模板中的抑制物，如琼脂糖会抑制酶的活性，故应使用纯化后的 DNA。

【实验器材】

1. 器材

高速台式离心机、恒温水浴锅、微量离心管、微量加样器、液体闪烁计数仪。

2. 试剂

10×切口平移缓冲液[0.5mol/L Tris-Cl（pH 7.2）、0.1mol/L MgSO₄、10mmol/L 二硫苏糖醇（DTT）、500μg/ml 牛血清白蛋白（BSA）.]、未标记的 dNTP 原液[除放射性核素标记

的脱氧三磷酸核苷酸外,其余 3 种分别溶于 50mmol/L Tris-Cl(pH 7.5)溶液中,终浓度为 0.3mmol/L]、[α-^{32}P]dCTP 或[α-^{32}P]dATP(400 Ci/mmol,10μCi/μl。)、$E.coli$ DNA-pol Ⅰ(5U/μl)(按照说明书配制并保存。)、DNA 酶 Ⅰ(按照说明书配制为 10ng/ml 并保存)、EDTA[200mmol/L(pH 8.0)]、10mol/L NH$_4$Ac。

【实验步骤】

(1) 按照表 10-1 配置反应体系(该步骤在冰上操作)。

(2) 瞬时离心后置于 15℃水浴 60 分钟。

(3) 加入 5μl EDTA 终止反应。

(4) 反应液中加入乙酸铵,使终浓度为 0.5mol/L,加入两倍体积预冷无水乙醇沉淀回收 DNA 探针。

【实验结果】

(1) 用液闪技术法检测探针的标记效率和放射活性。

(2) 回收的探针可以进一步纯化。

表 10-1

试剂	体积(μl)
10×切口平移缓冲液	5
待标记的 DNA(1μg)	10
未标记的 dNTP	10
[α-^{32}P]dCTP 或 dATP(70μCi)	5
DNA 酶 Ⅰ	5
$E.coli$ DNA-pol Ⅰ	1
无菌双蒸水	14
总体积	50

【注意事项】

(1) 采用的 DNA 聚合酶必须是 $E.coli$ DNA 聚合酶全酶,不能用 Klenow 片段代替。

(2) 标记物应该连接在 dNTP 的 α-磷酸位上。

(3) DNA 酶 Ⅰ 的浓度要适当。浓度过大,缺口过多,探针过短;浓度太小,缺口过少,降低了杂交反应的效率。DNA 聚合酶的浓度一般要求 1μg DNA 加入 5~20U 为宜。

(4) 严格控制反应的温度和时间。

(5) DNA 要有一定的纯度,不然会影响 DNA 聚合酶的活性。

(6) 标记反应结束后,反应液中存在有游离的 dNTP 分子、磷酸盐分子等,这些杂质如不除去会对杂交反应有不良影响,因此标记后一般都需进行分离纯化。纯化的方法有乙醇沉淀法、柱层析法、微柱离心法等。

【思考题】

(1) 简述核酸探针以及标记技术的分类。

(2) 简述切口平移标记法的原理及操作步骤。

(3) 简述切口平移法的注意事项。

(张吉才)

实验十一　荧光原位杂交

【实验目的】

（1）掌握荧光原位杂交的原理和方法。

（2）了解荧光原位杂交的临床应用。

【实验原理】

荧光原位杂交（fluorescence in situ hybridization，FISH）是以核酸碱基互补配对原则为基础所发展出来的检测技术。FISH 的基本原理是用已知的标记单链核酸为探针，利用 DNA 序列的互补性，通过荧光标记的 DNA 探针与预处理的待测样本的 DNA 进行原位杂交，从而与待检材料中未知的单链核酸进行特异性结合，形成可被检测的杂交双链核酸。由于 DNA 分子在染色体上是沿着染色体纵轴呈线性排列，因而可以将探针直接与染色体进行杂交从而将特定的基因在染色体上定位。在荧光显微镜下，对荧光信号进行辨别和计数，即可对细胞、组织样本中的染色体或基因异常进行检测和诊断。与传统的放射性标记原位杂交相比，荧光原位杂交具有快速、检测信号强、杂交特异性高和可以多重染色等特点。

一般的步骤包括：①杂交前的准备，玻片和组织的处理、取材、固定。②杂交。③杂交后处理。④显色，观察结果。

本实验采用荧光原位杂交技术检测乳腺癌组织中人表皮生长因子受体（human epidermal growth factor receptor-2，HER-2）的基因扩增情况。

【实验器材】

1. 器材

恒温水浴锅、培养箱、染色缸、载玻片、普通显微镜、荧光显微镜、盖玻片、封口膜、微量移液器。

2. 试剂

HER-2 基因扩增检测试剂盒、20×柠檬酸钠缓冲液（20×SSC 液，175.3g NaCl，88.2g 柠檬酸钠，用 10mol/L NaOH 调 pH 至 7.0，加水至 1000ml，分装后高压灭菌，根据稀释倍数不同分别配制 4×SSC、2×SSC、0.4×SSC）、0.4×SSC/0.3%NP-40、2×SSC/0.1%NP-40、甲酰胺、蛋白酶 K（20mg/ml）。

【实验步骤】

（1）玻片和盖玻片的处理：玻片和盖玻片用热肥皂刷洗、自来水清洗干净后置酸中浸泡 24 小时，流水冲洗，无菌双蒸水冲洗干净后烘干备用。

（2）取石蜡包埋的组织切片置于处理后的载玻片上，并将组织切片 65℃烘烤过夜。

（3）将组织切片浸于二甲苯中室温脱蜡 2 次，每次 10 分钟，然后浸入无水乙醇中 5 分钟。

（4）将组织切片在室温下依次置于梯度乙醇（100%、85%和 70%）中各 2 分钟脱水。

将组织切片室温浸入去离子水中 3 分钟,吸水纸吸取多余的水分。

（5）于 2×SSC 溶液中漂洗 2 次,每次 5 分钟。

（6）蛋白酶 K 储存液溶于 2×SSC 溶液（pH 7.0）得到工作液（200μg/ml）；将组织切片浸泡在蛋白酶 K 工作液中,37℃下孵育 20~30 分钟。

（7）经蛋白酶 K 消化后,组织切片于 2×SSC 溶液中漂洗 2 次,每次 5 分钟。

（8）将组织切片置于 0.1mol/L HCl 中室温浸泡 5~10 分钟,于 2×SSC 溶液中漂洗 2 次,每次 5 分钟。然后依次置于-20℃预冷的梯度乙醇（70%、85% 和 100%）中各脱水 2 分钟,自然干燥玻片。然后置于 56℃ 烤片机上预热 2~5 分钟后与探针杂交。

（9）取出储存于-20℃的探针,73℃水浴变性 5 分钟后,置于 45~50℃水浴箱中,杂交前取出。

（10）将变性后的探针混合物滴于玻片杂交区域,立即加盖盖玻片,封片。将玻片置于预热的湿盒中,42℃保温箱中过夜杂交（16 小时左右）。

（11）将盛有 50%甲酰胺/2×SSC 溶液倒入 3 个考普林瓶中,并编号。移去盖玻片,依次将玻片置于瓶中,每瓶 5~10 分钟后取出玻片。

（12）将玻片置于盛有 2×SSC 溶液的瓶中,10 分钟后取出玻片。

（13）将玻片置于盛有 2×SSC/0.1%NP-40 溶液的瓶中,5 分钟后取出玻片。

（14）将玻片室温浸泡在 70%乙醇溶液中,3 分钟后取出玻片。

（15）暗处自然干燥玻片。加 10μl 4,6-二脒基-2-苯基吲哚（DAPI）复染剂于杂交靶区域位置,立即盖上盖玻片。暗处放置 10~20 分钟后,在荧光显微镜下选用合适的滤光片组观察玻片。

【实验结果】

显微镜下计数 30 个细胞,统计 Ratio 值（Ratio 值 = 30 个细胞核中红色信号数/30 个细胞核中绿色信号数）。Ratio<1.8 为阴性,提示无 HER-2 基因扩增；Ratio >2.2 为阳性,提示 HER-2 基因扩增或众多红色信号连成簇时,可直接视为有基因扩增；Ratio 值在 1.8~2.2 时,可增加细胞至 100 个,或重新操作该实验判断结果。阳性结果如图 11-1,彩图 1 所示。

【注意事项】

图 11-1 乳腺癌组织中 HER-2 基因阳性表达

（1）FISH 中使用的探针最佳长度应该在 50~100 碱基。

（2）探针的浓度影响杂交反应的速度,浓度低降低杂交的灵敏度。浓度高,反应进行快,但本底会增高。

（3）如果整个标本的本底均高,应该考虑是否是杂交时间过长、避光时间过长等原因引起。如果是局部的本底过高,可能是由于探针浓度过高、变性不够、杂交混合液未混合均匀或洗片不充分所致。

（4）杂交反应的时间与探针的长度和组织/细胞通透性有关,严格控制杂交的温度和时间。

（5）商品化的试剂盒应按照试剂说明书进行操作。

【思考题】

（1）简述 FISH 技术的原理和操作方法。

（2）简述荧光原位杂交的影响因素。

（3）简述 FISH 技术的临床应用。

（张吉才）

实验十二 Western 印迹分析法

【实验目的】

了解 Western blotting 的原理及其意义,掌握 Western blotting 的操作方法。

【实验原理】

蛋白质样品经过 SDS-PAGE 电泳分离后,将凝胶中的样品蛋白质区带转移到固相载体(如尼龙膜、硝酸纤维素膜)上,固相载体以非共价键的形式与蛋白质结合,从而固定住蛋白质;以膜上的蛋白质或多肽为抗原,与相应的第一抗体起免疫反应,再和酶标记或同位素标记的第二抗体反应,用适当的溶液漂洗去除未结合的抗体后,经过底物显色即可检测出样品中的特异性目的蛋白成分。

【实验器材】

1. 器材

SDS-PAGE 电泳装置一套、电转移装置、Whatman 3mm 滤纸、PVDF 膜、微量移液器、恒温水平摇床。

2. 试剂

(1) 30%丙烯酰胺混合液:称取丙烯酰胺 29g 及亚甲基双丙烯酰胺 1.0g,溶于 60ml 蒸馏水中,加热至 37℃溶解,用蒸馏水补足至 100ml,过滤除菌,储棕色瓶中于 4℃保存,可用 1 个月。

(2) 10%过硫酸铵(AP)临用前配制。

(3) 四甲基乙二胺(TEMED)。

(4) 10×PBS 缓冲液:称取 80g NaCl,2g KCl,14.4g Na_2HPO_4 和 2.4g KH_2PO_4 溶于 800ml 蒸馏水中,用 HCl 调节 pH 至 7.4,加水定容至 1L,高压灭菌后,室温保存。用前稀释 10 倍。

(5) 1.5mol/L Tris-HCl(pH 8.8):称取 Tris 18.16g 溶于 80ml 去离子水中,溶解后,滴加 HCl 调 pH 至 8.8,用去离子水定容至 100ml,高温灭菌后室温下保存。

(6) 1mol/L Tris-HCl(pH 6.8):称取 Tris 12.12g 溶于 80ml 去离子水中,溶解后,滴加 HCl 调 pH 至 6.8,用去离子水定容至 100ml,高压灭菌后室温下保存。

(7) 1.74mg/ml(10mmol/L)苯甲基璜酰氟(phenyl methane sulfonyl fluoride,PMSF):称取 PMSF 0.174g 溶解于 100ml 异丙醇中,分装后-20℃保存。

(8) 单去污剂裂解液:NaCl 0.438g,1mol/L Tris-HCl(pH 8.0)2.5ml,TritonX-100 0.5ml,加蒸馏水至 50ml,混匀后 4℃保存。使用时,加入 PMSF 至终浓度为 100μg/ml (0.87ml 裂解液中加入 1.74mg/ml PMSF 50μl)。

(9) 2×SDS 上样缓冲液:100mmol/L Tris-HCl(pH 6.8),200mmol/L 二硫苏糖醇(Dithiothreitol,DTT),4%SDS 溶液,0.2%溴酚蓝溶液,20%甘油溶液。

(10) 10×蛋白电泳缓冲液:称取 30.3g Tris,188g 甘氨酸,10g SDS 用去离子水溶解后定容至 1000ml,用前稀释 10 倍。

（11）10×转移缓冲液:称取 30.3g Tris,144g 甘氨酸,10g SDS 用去离子水溶解至 1000ml,用前稀释 10 倍,并在 1×转移缓冲液中加入 1/10 体积的甲醇。

（12）TBS 缓冲液:用 800ml 蒸馏水溶解 8g NaCl,0.2g KCl 和 3g Tris 碱,调 pH 至 7.4,用蒸馏水定容至 1L,高压灭菌,常温保存。

（13）TBST 缓冲液:在 TBS 中加入 Tween-20,浓度为 0.05%,4℃保存 1 个月。

（14）封闭液:称取 5g 脱脂奶粉溶于 100ml TBST 中,溶解后,4℃保存。

（15）单克隆抗体(第一抗体)。

（16）辣根过氧化物酶(horseradish peroxidase,HRP)或碱性磷酸酶(alkaline phosphatase,AKP)标记的第二抗体。

（17）碱性磷酸酶缓冲液:含 100mmol/L NaCl、100mmol/L Tris-HCl(pH 9.5)、5mmol/L $MgCl_2$。

（18）NBT(硝基四氮唑蓝)溶液:取 0.5g NBT 溶于 10ml 7%二甲基甲酰胺中。

（19）BCIP 溶液(5-溴-4-氯-3-吲哚磷酸盐):溶于 10ml 100%二甲基甲酰胺中。

（20）辣根过氧化物酶显色液:称取 6mg 二氨基联苯胺溶于 9ml 0.01mol/L Tris-HCl (pH 7.6)中,加 1ml 3g/L $NiCl_2$ 或 $CoCl_2$,过滤。临用前配制。

（21）ECL 化学发光试剂盒,分 A 和 B 两种试剂。

【实验步骤】

1. 蛋白样品制备

（1）单层贴壁细胞总蛋白的提取

1）倒掉培养液,并将瓶倒扣在吸水纸上使吸水纸吸干培养液。

2）每瓶细胞加入 3ml 4℃预冷的 PBS(0.01mol/L,pH 7.2~7.3)。平放轻轻摇动 1 分钟洗涤细胞,弃去洗液。重复上述操作 1~2 次。将 PBS 弃净后将培养瓶放置于冰上。

3）按 1ml 裂解液中加入 10μl PMSF,摇匀置于冰上。(PMSF 要摇匀至无结晶时才能与裂解液混合)。

4）每瓶细胞加入 400μl 含 PMSF 的裂解液,于冰上裂解 30 分钟,在此期间经常摇动培养瓶以便细胞能裂解充分。

5）裂解完后,用干净的刮棒将细胞刮于培养瓶的一侧(动作要快),然后用移液器将细胞碎片及裂解液移至 1.5ml Ep 管中。(整个过程尽量在冰上操作)

6）于 4℃下 12 000g 离心 5 分钟。(提前开离心机预冷)

7）离心后取上清,分装后于−20℃保存。

（2）组织中总蛋白的提取

1）取少量组织块置于 1~2ml 匀浆器中,用干净的剪刀将组织块尽量剪碎。

2）在匀浆器中加入 400μl 单去污剂裂解液进行匀浆,然后放置于冰上。

3）几分钟后再进行匀浆再放置于冰上,要重复几次使组织尽量碾碎。

4）裂解 30 分钟后,用移液器将裂解液移至 1.5ml Ep 管中,然后于 4℃下 12 000g 离心 5 分钟,吸取上清,分装后于−20℃保存。

2. SDS-PAGE 电泳

（1）清洗玻璃板:将玻璃板用洗洁精清洗后,用自来水冲洗干净,然后用去离子水漂洗,最后用无水乙醇擦拭三遍,放置待干。

(2)制胶:根据蛋白质分子量的大小,选择及配置适合浓度的 PAGE 分离胶(详见附录)。

(3)灌胶:将胶条装入两块玻璃板之间,夹紧电泳玻板,并用胶带将玻板的两边及底部封好。按次序灌胶,分离胶在下层,浓缩胶在上层;分离胶灌完后,用水封盖,可使其表层平整,并可阻止空气中的氧对凝胶聚合的抑制。凝胶聚合完成后,倒掉胶上层水并用吸水纸将水吸干。根据实验需要配置相应的浓缩胶(详见附录),浓缩胶灌完后,立即插入上样梳子。

(4)样品处理:样品中加入 1 倍体积的 2×SDS 上样缓冲液,沸水浴 5 分钟。

(5)用电泳缓冲液冲洗点样孔,将凝胶固定于电泳装置上,上下槽均加入 1×电泳缓冲液,并使电泳缓冲液没过加样孔。

(6)上样:用移液器按顺序吸取样品加入到点样孔底,待样品稍沉聚一下,准备电泳。

(7)电泳:接通电源,电泳在浓缩胶时电压为 100V,进入分离胶后,电压增加至 150~200V。继续电泳直到染料抵达分离胶底部 1cm 左右,断开电源。

3. 转移

(1)准备 6 张与凝胶同样大小的滤纸将其浸泡在转移缓冲液中。剪一块同样大小的 PVDF 膜,先浸于甲醇中几分钟,然后浸于去离子水中 5 分钟,再浸于转移缓冲液中。

(2)将夹子打开使黑的一面保持水平,在上面垫一张海绵垫,依次放入 3 张滤纸、凝胶、PVDF 膜及另外三块滤纸及海绵。在放置每一层时,都要将气泡排除干净。将做成的"三明治"夹子放入预装有电转移缓冲液的电泳槽中,注意将凝胶一侧靠负极端,PVDF一侧靠正极端。

(3)盖上盖子,接通电源,恒压 40V,转移时间 1.5~6 小时。转移时间根据靶蛋白的大小来定,蛋白质分子质量小则需时短,蛋白质分子质量大则需时长。

(4)转移结束后,取下 PVDF 膜,用铅笔在膜的上缘做好标记。

4. 靶蛋白的免疫反应

(1)取出转移完成后的 PVDF 膜放在滤纸上,室温干燥数分钟,用 TBST 洗膜 2 次,每次 5 分钟,去除 SDS。放入含 5%脱脂奶粉的 TBST 封闭液中,室温回旋振荡 1 小时。

(2)洗膜:弃去封闭液,用 TBST 洗膜三次,每次 10 分钟。

(3)将膜转入塑料袋中,加入用封闭液稀释的第一抗体,去除袋内的所有气泡,封好袋口,于 4℃轻轻振荡 2 小时或 4℃振摇过夜。

(4)洗膜:弃去第一抗体液体,用 TBST 洗膜三次,每次 10 分钟。

(5)与第二抗体结合:将膜转移至另一塑料袋中,加入稀释好的第二抗体,去除袋内的所有气泡,封好袋口。室温 1 小时。

(6)取出 PVDF 膜,用 TBST 洗膜 2 次,每次 10 分钟。

5. 显色、观察结果

(1)将膜移至一干净盘中,根据第二抗体的标记物加入相应的底物溶液(若使用辣根过氧化物酶标记的二抗,则用辣根过氧化物酶底物溶液,若使用碱性磷酸酶标记的二抗,则用碱性磷酸酶底物溶液)。避光操作,室温下轻轻摇动,观察显色程度,一旦特异性条带颜色深度达到要求,即用去离子水漂洗终止反应,并进行拍照。

（2）ECL 化学发光显色：A 液和 B 液按 1 : 1 混合，均匀滴加在 PVDF 膜表面，暗室中将 X 胶片覆盖在膜的上面，关上 X 胶片夹，曝光 1~10 分钟，显影 1 分钟，定影 1~2 分钟。用自来水冲去 X 胶片残留的定影液后，室温下晾干，并进行拍照。

【实验结果】

将胶片进行扫描或拍照，用凝胶成像系统分析目的条带的分子质量和净光密度值。

【注意事项】

（1）Western blotting 的灵敏度与检测系统有关，凝胶电泳时应保证蛋白上样量中的被测抗原浓度不至于太低，如果太低应考虑重新纯化和浓缩使用，或建议做一次梯度稀释，上样、电泳后，直接用考马斯亮蓝染色确定最佳上样量。纯化和浓缩的蛋白质样品必须注意盐的浓度。

（2）丙烯酰胺是强烈的神经毒素，可经皮肤、呼吸道等吸收，故操作时要戴手套操作；避免用手直接接触凝胶、滤纸及 PVDF 膜，皮肤上的油脂和分泌物会影响转移结果。

（3）安装转移装置时，避免上下两层滤纸因为过大而相互接触，这样会形成短路，影响转移结果。

（4）电泳、转膜时要特别注意正负极，电压电流都不能过高；转膜时"三明治"的叠放次序不能弄错，同时要保证滤纸、膜、凝胶之间无气泡；尽量让电转温度保持在 10℃ 以下，冰浴为宜。

（5）一抗、二抗的浓度、作用时间和温度对不同的蛋白要经过预实验确定最佳条件，洗膜要注意尽可能地将一抗、二抗洗净，有利于降低背景。

（6）封闭时一般在室温下 2 小时就够了，但是要注意不同的抗原和实验方法需用不同的封闭液。

【思考题】

（1）蛋白质印迹法的特点是什么？
（2）请说明二抗在蛋白质印迹法中的生物学功能。
（3）蛋白质印迹法有哪些临床应用？

（黄　健）

实验十三　DNA 测序技术

DNA 序列测定分手工测序和自动测序,手工测序包括 Sanger 双脱氧链终止法和 Maxam-Gilbert 化学降解法。自动化测序实际上已成为当今 DNA 序列分析的主流。美国 ABI 公司已生产出 373 型、377 型、310 型、3100 型和 3700 型等 DNA 测序仪,其中 310 型是目前临床检测实验室中使用最多的一种型号。本实验介绍的是 ABI PRISM 310 型 DNA 测序仪的测序原理和操作规程。

【实验目的】

了解 ABI PRISM 310 型基因测序仪的原理及操作。

【实验原理】

ABI PRISM 310 型基因分析仪(即 DNA 测序仪),采用毛细管电泳技术代替传统的聚丙烯酰胺凝胶平板电泳,应用该公司专利的四色荧光染料标记的 ddNTP(标记终止物法),通过单引物 PCR 测序反应,得到的 PCR 产物则是只相差 1 个碱基的 3′末端为 4 种不同荧光染料的单链 DNA 混合物,使标记四种荧光染料的 PCR 产物可在一根毛细管内电泳,从而避免了泳道间存在迁移率差异的影响,极大提高了测序的精确度。由于 DNA 分子大小不同,在毛细管电泳中的迁移率也有所不同,当其通过毛细管读数窗口段时,激光检测器窗口中的 CCD(charge-coupled device)摄影机检测器就可对荧光分子进行逐个地检测,激发的荧光通过光栅分光,代表着不同碱基信息的不同颜色的荧光得以区分,并在 CCD 摄影机上同步成像,分析软件可自动将不同荧光转变为 DNA 序列,从而达到 DNA 测序的目的。分析结果能以凝胶电泳图谱、荧光吸收峰图或碱基排列顺序等多种形式输出。

ABI PRISM 310 型基因测序仪是一台集自动灌胶、自动进样、自动数据收集分析等多种功能,并由全自动电脑控制测定 DNA 片段的碱基顺序或大小和定量的高档精密仪器。它主要由毛细管电泳装置、Macintosh 电脑、彩色打印机和电泳等附件组成。电脑中则包括收集资料,分析和运行仪器等软件。它使用最新的 CCD 摄影机检测器,使 DNA 测序时间缩短至 2.5 小时,PCR 片段大小分析和定量分析为 10~40 分钟。

由于该仪器具有 DNA 测序、PCR 片段大小分析及定量分析等功能,因此可用于 DNA 测序、单链构象多态性分析(SSCP)、杂合子分析、长片段 PCR、微卫星序列分析及 RT-PCR 等分析中,临床上除可进行常规 DNA 测序外,还能进行单核苷酸多态性(SNP)分析、基因 HLA 配型、突变检测、法医学上的亲子鉴定、微生物与病毒的分型与鉴定等。

【实验器材】

1. 器材

ABI PRISM 310 型 DNA 基因测序仪、PCR 仪(ABI 2400 型或 ABI 9600 型)、台式冷冻高速离心机、台式高速离心机、0.2ml 或和 0.5ml 的 PCR 管。

2. 试剂

（1）BigDye 测序反应试剂盒：主要试剂是 BigDye Mix,内含 ABI 专利四色荧光标记的 ddNTP 和普通 dNTP,Ampli Taq DNA polymerase FS,MgCl$_2$,反应缓冲液等。

（2）pGEM-3Zf(+):双链 DNA 对照模板。

（3）M13(-21)引物：试剂盒配套试剂。

（4）DNA 测序模板：可以是 PCR 产物、单链 DNA 和质粒 DNA 等。

（5）引物：根据所要测定的 DNA 片段设计正向或反向引物。

（6）灭菌去离子水或三蒸水。

（7）3mol/L 乙酸钠(pH 5.2):在 70ml 蒸馏水中溶解 40.8g NaAc·3H$_2$O,用冰乙酸调 pH 至 5.2,定容至 100ml,高压灭菌后分装保存。

（8）70%乙醇溶液和 100%乙醇。

（9）NaAc/乙醇混合液：取 37.5ml 无水乙醇和 2.5ml 3mol/L NaAc 混匀,室温可保存1 年。

（10）DNA 测序胶(POP 6)。

（11）模板抑制试剂(TSR)。

（12）10×电泳缓冲液。

【实验步骤】

1. PCR 测序反应

（1）取 0.2ml 的 PCR 管,用记号笔编号,在冰上操作,按表 13-1 加试剂:

表 13-1 测序 PCR 反应体系

试剂	标准管(μl)	测定管(μl)
BigDye Mix	1	1
待测 DNA	-	1
pGEM-3Zf (+) 双链 DNA	1	-
待测 DNA 的正向引物	-	1
M13(-21)引物	1	-
灭菌三蒸水	2	2

总反应体积 5μl,不加轻矿物油或石蜡油,盖紧 PCR 管,用手指弹管混匀,瞬时离心。

（2）将 PCR 管置于 ABI 2400 或 ABI 9600 型 PCR 仪上进行扩增。98℃变性 2 分钟后进行 PCR 循环,PCR 循环参数为 96℃ 10 秒,50℃ 5 秒,60℃ 4 分钟,25 个循环,扩增结束后设置 4℃保温。

2. 乙酸钠/乙醇法纯化 PCR 产物

（1）将混合物离心,将扩增产物转移到 1.5ml EP 管中。

（2）加入 25μl 乙酸钠/乙醇混合液,充分振荡,置冰上 10 分钟以沉淀 DNA。12 000g于 4℃离心 30 分钟,小心弃上清。

（3）加 70%乙醇溶液 50μl 洗涤沉淀 2 次。12 000g 于 4℃离心 5 分钟,小心弃去上清,真空干燥沉淀 10~15 分钟。

3. 电泳前测序 PCR 产物的处理

（1）加入 12μl 的 TSR 于离心管中,剧烈振荡,使 DNA 沉淀充分溶解,瞬时离心。

（2）将溶液转移至盖体分离的 0.2ml PCR 管中,瞬时离心。

（3）在 PCR 仪上进行热变性(95℃ 2 分钟),然后迅速放入冰中骤冷,待上机。

（4）上机操作：按仪器说明书安装毛细管,并进行毛细管位置的校正,人工手动灌胶和建立运行的测序顺序文件。仪器将自动灌胶到毛细管,然后 1.2kV 预电泳 5 分钟,按编程次序自动进样,再进行预电泳(1.2kV,20 分钟),然后在 7.5kV 下电泳 2 小时。电泳结束后仪器会自动清洗,然后重复灌胶、进样、预电泳和电泳这一系列操作。每一个样品电泳总时间约为 2.5 小时。电泳结束后仪器会自动分析或打印出彩色测序图谱。

(5)仪器将自动进行序列分析,并可根据用户要求进行序列比对。如测序序列已知,可通过序列比对以星号标出差异碱基处,以提高工作效率。

(6)测序完毕按仪器操作规程进行仪器清洗与保养。

【实验结果】

测序反应精确度计算公式:100%−差异碱基数(不包括 N 数)/650×100%。

差异碱基即测定的 DNA 序列与已知标准 DNA 序列比对后的不同碱基,N 为仪器不能识别的碱基。

【注意事项】

(1)ABI PRISM 310 型基因分析仪是高档精密仪器,需专人操作、管理和维护。

(2)本实验测序 PCR 反应的总体积只有 5μl,而且未加矿物油覆盖,所以必须保证 PCR 管盖的密封性良好,最好选用 ABI 公司的 PCR 管。如 PCR 结束后 PCR 液小于 4~4.5μl,则此 PCR 反应可能失败,不必进行纯化和上样。

(3)TE 缓冲液对 DNA 测序反应有影响,所有溶解 DNA 测序样品最好用去离子水或三蒸水。引物用去离子水或三蒸水配成 3.2pmol/μl 较好。

(4)本实验使用的测序试剂盒是由 ABI 公司的 BigDye 荧光终止底物循环测序试剂盒,一般可测出 650bp 左右的 DNA 片段。本仪器 DNA 测序精度为(98.5±0.5)%,仪器不能辨读的碱基用星号标记,N<2%。如果测定的长度超过了 650bp,则需设计另外的引物。为提高测序的准确度,可设计反向引物对同一模板进行测序,相互印证。对于 N 碱基可进行人工核对,有时可以辨读出来。为提高测序的精确度,根据星号提示位置,可人工分析该处彩色图谱,对该处碱基做进一步核对。

【思考题】

(1)ABI PRISM 310 型基因测序仪的特点是什么?

(2)DNA 序列测定有哪些临床应用?

(黄 健)

第三篇 综合提高型实验

实验十四 Apo E 基因多态性的检测

在生物群体内,某一种性状存在的个体差异称为这一性状具有多态性现象。遗传表型的多态性是由控制这些性状的基因碱基组成不同造成的,即由基因的多态性所决定。基因多态性对于阐明人体对疾病、毒物的易感性与耐受性;疾病临床表现的多样性以及对治疗药物的反应性上都有着重要作用。因此,基因多态性的检测也成为分子诊断学的研究热点。

【实验目的】

掌握 PCR-RLFP 分析基因多态性的方法;Apo E 基因的分型。

【实验原理】

载脂蛋白 E(apolipoprotein E,Apo E)是人体内的一种载脂蛋白,在脂代谢中发挥着重要作用。在人群中 Apo E 存在三种异构体 Apo E_2、Apo E_3、Apo E_4,Apo E 氨基酸序列的 112 位和 158 位上两种氨基酸残基即精氨酸和半胱氨酸的交换决定了异构体的种类:Apo E_2 在这两个位点都是半胱氨酸(Cys);Apo E_3 在 112 位上是精氨酸(Arg)、158 位上是半胱氨酸(Cys);Apo E_4 在这两个位点都是精氨酸(Arg)。氨基酸的不同是由于编码对应氨基酸的碱基序列不同决定的,Apo E 基因在同一基因位点有三种等位基因:ε_2、ε_3、ε_4,构成六种基因型 $\varepsilon_{2/2}$、$\varepsilon_{2/3}$、$\varepsilon_{2/4}$、$\varepsilon_{3/3}$、$\varepsilon_{3/4}$、$\varepsilon_{4/4}$ 分别编码三种异构体(图 14-1)。

$$NH_2 \text{———} 112 \text{———} 158 \text{———} COOH$$

$\varepsilon 2$	5'———TGC———TGC———3'			
E2	Cys	Cys		
$\varepsilon 3$	5'———TGC———CGC———3'			
E3	Cys	Arg		
$\varepsilon 4$	5'———CGC———CGC———3'			
E4	Arg	Arg		

图 14-1 不同异构体氨基酸 112、158 位的基因序列

碱基序列的不同导致限制性内切酶位点的改变,采用 PCR-RLFP 进行 Apo E 基因多态性分析:扩增出含有两个氨基酸位点的 Apo E 基因片段,利用限制性内切酶 Hha I 进行酶切分析,根据酶切片段的大小来确定 Apo E 的基因型(图 14-2)。

【实验器材】

1. 器材

PCR 仪、电泳仪、水平电泳槽、垂直电泳槽、水浴箱、离心机、微量加样器、EP 管。

2. 试剂

10×PCR Buffer、$MgCl_2$(25mmol/L)、dNTPs(各 2.5mmol/L)、模板 DNA、Taq DNA 聚合

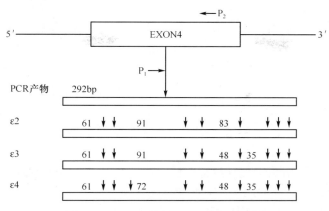

图 14-2　Apo E 基因 Hha I 酶切示意图

酶、无菌双蒸水、引物:P₁,5′-AACAACTGACCCCGGTGGCG-3′,P₂,5′-ATGGCGCTGAGGC-CGCGCTC-3′、溴化乙锭(10mg/ml)、2%琼脂糖凝胶、上样缓冲液、5×TBE 电泳缓冲液、DNA Marker、Hha I 酶、30%丙烯酰胺(丙烯酰胺29g,亚甲基双丙烯酰胺1g,加 ddH₂O 至100ml,4℃避光保存。)、10%过硫酸铵溶液、TEMED、10%乙醇溶液、1%硝酸溶液、0.2% AgNO₃ 溶液(临用时现配称取硝酸银 0.1g,加入 ddH₂O 定容至100ml 即可。)、碳酸钠-甲醛溶液(称取无水碳酸钠14.8g,加入适量 ddH₂O,再加入 40% 甲醛溶液 700μl,定容至500ml 即可。)、5%HAc。

【实验步骤】

(1)收集抗凝外周血标本,提取基因组 DNA 作为模板。

(2)PCR 操作:取一只 0.2ml EP 管,在超净工作台中,按表 14-1 加入试剂。

(3)根据表 14-2 参数进行 PCR 扩增。

表 14-1　Apo E 基因 PCR 反应体系(50μl)

试剂	样品量(μl)
10×PCR Buffer	5.0
MgCl₂(25mmol)	3.0
dNTP(2.5mmol)	4.0
P₁(10pmol)	1.0
P₂(10pmol)	1.0
DNA	2.5
ddH₂O	33.0
Taq DNA 聚合酶(5U/μl)	0.5

↓

用手弹匀,瞬时离心后放入 PCR 仪

(4)PCR 扩增产物的分析:2%的琼脂糖凝胶电泳。

将 5μl PCR 产物和 1μl 6×上样缓冲液混匀点样电泳。紫外灯下观察 PCR 电泳结果。

(5)酶切分析:取 0.2ml EP 管,按表 14-3 加入试剂。

(6)酶切产物检测

1)根据酶切片段大小选择浓度为8%的聚丙烯酰胺凝胶。

表 14-2　PCR 反应条件

步骤	温度(℃)	时间(s)	循环数
预变性	95	300	1
变性	94	45	
退火	58	30	×35
延伸	72	45	
连接	72	600	1

2)取 10μl 酶切产物与 2μl 10×上样缓冲液混匀点样电泳。

表 14-3　Apo E 基因酶切体系（20μl）

试剂	加入量(μl)
PCR 产物	8.0
Buffer	2.0
Hha I	1.0
ddH₂O	9.0

注:混匀后 37℃孵育 16~18h,65℃保温 20 分钟。

（7）银染观察酶切电泳结果

1）电泳结束后,将凝胶置于染色盘中用 10%乙醇溶液浸泡 10 分钟,弃去乙醇溶液。

2）双蒸水漂洗一次,约 1 分钟,弃去双蒸水。

3）1%硝酸溶液缓慢摇动浸泡凝胶 4 分钟,弃去硝酸溶液。

4）双蒸水漂洗两次,每次约 2 分钟,弃去双蒸水。

5）0.2%AgNO₃溶液缓慢摇动浸泡凝胶 20 分钟,弃去 AgNO₃溶液。

6）双蒸水漂洗三次,每次约 2 分钟,弃去双蒸水。

7）加入碳酸钠-甲醛溶液缓慢摇动至显色,弃去碳酸钠-甲醛溶液。

8）加入 5%HAc 浸泡 2 分钟终止反应。

9）凝胶可用双蒸水浸泡。

【实验结果】

（1）PCR 产物片段为 292bp。

（2）Apo E 三种不同的等位基因 ε2、ε3、ε4 通过组合可以产生 6 种不同的基因型,经酶切分析后分别出现不同大小的片段:

$\varepsilon_{2/2}$　出现 3 条带:91bp、83bp、61bp

$\varepsilon_{2/3}$　出现 5 条带:91bp、83bp、61bp、48bp、35bp

$\varepsilon_{3/3}$　出现 4 条带:91bp、61bp、48bp、35bp

$\varepsilon_{3/4}$　出现 5 条带:91bp、72bp、61bp、48bp、35bp

$\varepsilon_{2/4}$　出现 6 条带:91bp、83bp、72bp、61bp、48bp、35bp

$\varepsilon_{4/4}$　出现 4 条带:72bp、61bp、48bp、35bp

【注意事项】

（1）PCR 扩增时应注意防止污染,可做阴性对照。

（2）酶切时应保证时间足够,确保酶切完全。

（3）银染过程中需将游离银离子漂洗干净,否则会使胶板底色变深。

【思考题】

除本实验中提到的方法外还可以用什么方法对 Apo E 基因多态性进行分析?

（毕　莹）

实验十五　多重 Gap-PCR 进行 α-地中海贫血基因诊断

α-地中海贫血（α-thalassemia）简称 α 地贫，是最常见的常染色体隐性遗传病之一。本病是由于第 16 号染色体短臂末端 α-珠蛋白基因簇缺陷所致，有缺失型和非缺失型两种。在我国缺失型是主要类型，主要有三种缺失，即东南亚缺失$--^{SEA}$、右侧缺失$-\alpha^{3.7}$和左侧缺失$-\alpha^{4.2}$，可占到中国人缺失型 α 地贫的 96% 以上，缺失基因型主要是$--^{SEA}/\alpha\alpha$、$-\alpha^{3.7}/\alpha\alpha$、$-\alpha^{4.2}/\alpha\alpha$、$--^{SEA}/-\alpha^{3.7}$、$--^{SEA}/-\alpha^{4.2}$、$-\alpha^{3.7}/-\alpha^{3.7}$、$-\alpha^{4.2}/-\alpha^{4.2}$、$--^{SEA}/--^{SEA}$。

【实验目的】

掌握多重 Gap-PCR 法诊断缺失型 α-地中海贫血。

【实验原理】

Gap-PCR（又叫裂口 PCR，跨越断裂点 PCR），是目前检测缺失型 α-地中海贫血的常用方法。其原理是：在缺失序列的两侧设计一对引物，在正常 DNA 序列中，上下游引物间相距很远，扩增片段很长或超出有效扩增范围而不能生成扩增产物；由于缺失的存在使断端连接而致两引物之间的距离靠近，因而

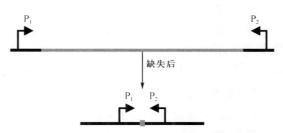

图 15-1　Gap-PCR 检测大片段缺失扩增原理

可以扩增出特定长度的片段（图 15-1）。这样，根据 PCR 产物的长度即可判断检测样品是否发生缺失型 α-地中海贫血突变及其突变类型。

多重 PCR：原理为同时引入几对引物，使几个 PCR 扩增得以在同一反应体系中完成。因此多重 Gap-PCR 具有两大技术优势，一是分析的通量高，可以同时诊断 α-地中海贫血的几种常见缺失类型；二是有严格的内对照体系，具有简便快速、准确实用而又经济等特点，非常适合于我国以预防为主而开展的人群地中海贫血的分子筛查和临床样品的基因诊断。

本实验根据这 3 种缺失突变（东南亚缺失$--^{SEA}$、右侧缺失$-\alpha^{3.7}$和左侧缺失$-\alpha^{4.2}$）的缺失范围及断裂点，分别设计特异引物可以同时检测这 3 种缺失类型。此外，在这 3 种缺失片段的共同区域还设计一对正常内对照引物，指示当发生任一种缺失纯合子或双重杂合子时该正常对照不扩增（图 15-2）。基于此原理建立的四重 Gap-PCR 反应体系，扩增反应后用琼脂糖凝胶电泳对扩增产物进行分离，根据扩增片段的组合结果判断各种不同的基因型。

【实验器材】

1. 器材

PCR 扩增仪、台式高速离心机、旋涡混匀器、微波炉、电泳仪、电泳槽、微量可调移液器、吸头、凝胶成像系统等。

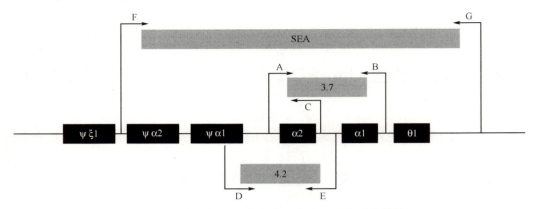

图 15-2　缺失型 α-地中海贫血四重 PCR 的引物设计

A/C 为一对正常内对照引物；A/B、D/E、F/G 分别示扩增($-\alpha^{3.7}/$)、($-\alpha^{4.2}/$)、($--^{SEA}/$)三种缺失突变的正向和反向引物

2. 试剂

缺失型 α-地中海贫血基因诊断试剂盒［PCR 反应管（内置 PCR 反应混合液 22.0μl）］、阳性对照品（$--^{SEA}/\alpha\alpha$）、阴性对照品（$\alpha\alpha/\alpha\alpha$）、灭菌双蒸水、DNA 分子质量标准）、人基因组 DNA 提取试剂、琼脂糖，1×TBE 电泳缓冲液，10mg/ml 的溴化乙锭（EB）。

【实验步骤】

1. 标本采集及基因组 DNA 抽提

采集受检者静脉血 1ml，用 EDTA-K$_2$ 或柠檬酸钠抗凝，不可用肝素抗凝，−18℃以下可存放 1 个月。DNA 抽提参照试剂盒使用说明书操作或经典酚-氯仿法。

表 15-1　PCR 反应条件

步骤	温度（℃）	时间（s）	循环数
预变性	95	300	1
变性	98	45	
退火	66	30	×35
延伸	72	180	
连接	72	300	1

注：4℃保存或立即电泳。

2. PCR 扩增 α-珠蛋白基因

取出试剂盒内的 PCR 反应管，做好标记，5000 r/min 短暂离心，将液体甩至管底，根据样品 DNA 浓度加入待测 DNA 样品溶液 1～3μl（DNA 含量 200～800ng），不足部分补加灭菌双蒸水，使总体积达到 25μl，盖严管盖，混匀，短暂离心。同时，在每批检测中，以一管中加入 3.0μl 灭菌双蒸水作为空白对照，另一管中加入无 α 基因缺失的正常 DNA 样品作为阴性对照，再于另一管中加入 $--^{SEA}/\alpha\alpha$ 缺失的阳性对照品作为阳性对照。将扩增管直接插入 PCR 仪中，按表 15-1 条件循环。

3. 电泳检测

（1）配制 1.2% 琼脂糖凝胶板。

（2）点样：根据加样孔的大小，取 PCR 产物 5～10μl 或 DNA 分子质量标准 8.0μl，依次加于 1.2% 的琼脂糖凝胶加样孔中。

（3）接通电源，调至稳压 6～8V/cm，电泳约 40 分钟，停止电泳。（电泳时间的长短主要决定于 2.0kb、1.8kb 电泳带良好区分所需的时间。）

（4）置于凝胶成像系统下观察照相，根据扩增产物长度判断检测结果。

【实验结果】

1. 实验成立条件

用阴性对照，即（αα/αα）DNA作模板时，应获得一条1.8kb带；用阳性对照品即（$-\!-^{SEA}/\alpha\alpha$）DNA作模板时，应获得1.3kb和1.8kb两条带，证明本实验成立，否则实验不成立。

2. 结果判断

（$-\alpha^{3.7}/$）缺失的扩增片段为2.0kb，（$-\alpha^{4.2}/$）缺失的扩增片段为1.6kb，（$-\!-^{SEA}/$）缺失的扩增片段为1.3kb，正常内参序列的扩增片段为1.8kb。各电泳结果及其对应的基因型详见表15-2，根据电泳图谱可以诊断被检样品的基因型。图15-3显示的是α-地中海贫血缺失型的电泳图谱。

表15-2 常见缺失型α-地中海贫血基因型Gap-PCR扩增片段分析表

	2.0kb($-\alpha^{3.7}/$)	1.8kb(正常)	1.6kb($-\alpha^{4.2}/$)	1.3kb($-\!-^{SEA}/$)	诊断
1	−	+	−	−	正常（αα/αα）
2	+	+	−	−	$-\alpha^{3.7}$携带者（$-\alpha^{3.7}/\alpha\alpha$）
3	−	+	+	−	$-\alpha^{4.2}$携带者（$-\alpha^{4.2}/\alpha\alpha$）
4	+	−	−	−	$-\alpha^{3.7}$纯合子（$-\alpha^{3.7}/-\alpha^{3.7}$）
5	−	−	+	−	$-\alpha^{4.2}$纯合子（$-\alpha^{4.2}/-\alpha^{4.2}$）
6	+	−	+	−	$-\alpha^{3.7}/-\alpha^{4.2}$双重杂合子
7	−	−	−	+	$-\!-^{SEA}/-\!-^{SEA}$巴氏水肿胎儿
8	+	−	−	+	$-\alpha^{3.7}/-\!-^{SEA}$（缺失型HbH病）
9	−	−	+	+	$-\!-^{SEA}/-\alpha^{4.2}$（缺失型HbH病）
10	−	+	−	+	$-\!-^{SEA}/\alpha\alpha$（$-\!-^{SEA}$携带者）

3. 结果分析

基因型为αα/αα的基因组DNA检测结果应得到1.8kb带，不得出现1.3kb带或2.0kb带或1.6kb带。DNA分子质量标准的电泳条带准确，空白对照不出现任何的扩增带。

基因型为$-\!-^{SEA}/\alpha\alpha$的基因组DNA检测结果应得到1.3kb和1.8kb两条带。而无2.0kb或1.6kb带。

基因型为$-\alpha^{3.7}/-\!-^{SEA}$的基因组DNA检测结果应得到2.0kb和1.3kb两条带。而无1.8kb或1.6kb带。

基因型为$-\alpha^{4.2}/-\!-^{SEA}$的基因组DNA检测结果应得到1.6kb和1.3kb两条带。而无1.8kb或2.0kb带。

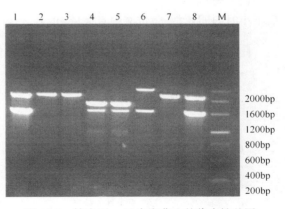

图15-3 缺失型α-地中海贫血的代表性基因型电泳图

1.$-\!-^{SEA}/\alpha\alpha$；2.αα/αα；3.αα/αα；4.$-\!-^{SEA}/-\alpha^{4.2}$；

5.$-\!-^{SEA}/-\alpha^{4.2}$；6.$-\!-^{SEA}/-\alpha^{3.7}$；7.αα/αα；

8.$-\!-^{SEA}/\alpha\alpha$；M.DNA Marker

对检测结果的分析还需考虑到本方法只针对上述3种α-地中海贫血基因缺失，在仅有正常内参序列的扩增片段阳性出现的情况下，不能排除其他类型的α-地中海贫血缺失或点突变,必要时可根据样品表型资料检测这 3 种 α-地中海贫血缺失以外的基因缺陷类型。

【注意事项】

（1）PCR 反应管使用前应离心,打开 PCR 反应管时,不要触及盖内侧部分,以免带入杂质。

（2）使用一次性高质量的吸头。加样器要校准,其尖头部要经常清洁。

（3）热循环条件严格按试剂盒说明书中的条件进行。

（4）琼脂糖凝胶电泳过程中,EB 有毒,应戴手套操作。

（5）使用后电泳缓冲液不可直接排放入下水道,应集中处理。

【临床意义】

（1）表型资料和基因诊断结果均正常的个体,一般可排除 α-地中海贫血基因缺失,但尚有可能漏检极少数罕见静止型 α-地中海贫血(如 $-\alpha^{2.7}/\alpha\alpha$)。

（2）基因型为 ($-\alpha^{3.7}/\alpha\alpha$) 或 ($-\alpha^{4.2}/\alpha\alpha$) 的个体,红细胞参数处于正常范围,为静止型 α-地中海贫血基因携带者,无临床症状。此外,还有 ($-\alpha^{3.7}/$) 检测阳性,属于 $\alpha_2-\alpha_2\alpha_1$ 基因特殊情况的正常个体。

（3）基因型为 ($--^{SEA}/\alpha\alpha$)、($-\alpha^{3.7}/-\alpha^{3.7}$)、($-\alpha^{3.7}/-\alpha^{4.2}$) 或 ($-\alpha^{4.2}/-\alpha^{4.2}$) 的个体,有典型的小细胞低色素贫血表型(MCV 和 MCH 均降低),HbA_2 正常低值或降低,可诊断为标准型 α 地贫,由于尚能代偿性地合成相当数量的 α 链,临床上亦无明显症状。

（4）基因型为 ($--^{SEA}/-\alpha^{3.7}$) 或 ($--^{SEA}/-\alpha^{4.2}$) 的个体,有中度贫血(Hb 为 62~133g/L)和小细胞低色素性贫血表型(MCV 和 MCH 均降低),HbA_2 正常低值或降低,血红蛋白分析有或无 HbH(0.8%~40%),可诊断为缺失型 HbH 病(也称为中间型 α-地中海贫血),这类患者的临床表型个体差异较大。

（5）基因型为 ($--^{SEA}/--^{SEA}$) 的个体,多于妊娠 30~40 周时死亡或早产,且早产儿于产后半小时内即死亡,脐带血中有大量 Hb Bart's,可诊断为 Hb Bart's 胎儿水肿综合征。

附:α-地中海贫血基因型与临床表现的关系(表 15-3)

表 15-3　α-地中海贫血基因型及其相对应表型

基因类型	表型	基因类型	表型
$\alpha\alpha^M/\alpha\alpha$	静止型 α 地贫	$-^{SEA}/\alpha\alpha$	
$-\alpha^{4.2}/\alpha\alpha$		$-\alpha^{3.7}/-\alpha^{4.2}$	
$-\alpha^{3.7}/\alpha\alpha$		$--^{SEA}/\alpha\alpha^M$	中间型/HbH 病
$-\alpha^{4.2}/\alpha\alpha^M$	介于标准性 α 地贫与 HbH 病	$--^{SEA}/-\alpha^{4.2}$	
$-\alpha^{3.7}/\alpha\alpha^M$	轻型/标准性 α 地贫	$--^{SEA}/-\alpha^{3.7}$	
$\alpha\alpha^M/\alpha\alpha^M$		$--^{SEA}/--^{SEA}$	重型/Hb Bart's

【思考题】

（1）简述多重 Gap-PCR 检测原理。

（2）如何判断 α-地中海贫血基因型与临床表现的关系?

（冉贵萍）

实验十六 反向点杂交法进行 β-地中海贫血基因诊断

β-地中海贫血(β-thalassemia)简称 β 地贫,亦是常染色体隐性遗传病。是由于 11 号染色体短臂上 β-珠蛋白结构基因多种的缺陷导致 β-珠蛋白链合成障碍所致,以 β-珠蛋白基因点突变为主要类型。

【实验目的】

掌握反向点杂交法诊断 β-地中海贫血。

【实验原理】

反向点杂交(reverse dot blot,RDB)检测点突变的方法遵循的是传统的等位基因特异性寡核苷酸(allele-specific oligonucleotide,ASO)探针点杂交的基本原理,所不同的是:将膜上固定探针取代固定靶 DNA(这就是"反向"的含义),用固化了的多种特异性探针的膜条与扩增靶序列杂交,经一次杂交就可对未知样品中多个突变进行检测,改变了传统杂交法一次只能检测一种突变的方式。ASO 探针是人工合成针对突变位点的特异寡核苷酸探针(长度一般为 18 ~ 20 个碱基),通过 ASO 探针检测来自样品 DNA 片段的突变基因,即 ASO 探针中部的特异性碱基序列与 PCR 扩增的靶 DNA 序列杂交,1 个碱基的错配即足以阻止 ASO 探针与靶基因片段杂交。杂交信号的检测则在引物末端标记生物素,再通过抗生物素辣根过氧化物酶(horseradish per-oxidase,HRP)催化底物显色而观察杂交结果。该方法操作简单,快速、准确,有一定的检测通量,在临床实践中应用了二十多年,是目前临床上普遍应用的地中海贫血点突变分子诊断技术,其原理见图 16-1。

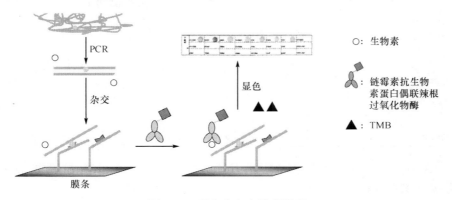

图 16-1 反向点杂交技术原理

RDB 的主要特点是将多种不同序列的 ASO 固定在同一张膜条上,其技术关键是根据靶序列位点的碱基组成和结构特点选择和调整 ASO 探针长度,以期各种固化 ASO 在杂交时具有尽可能接近的解链温度(T_m),为使 T_m 一致并达到"有效"杂交的目的,针对一个基因位点的一对 ASO(野生型或突变型)分别取"正"、"负"链是经常采用的设计手段,即便如此,并非一张膜上的各个 ASO 均可在同一体系中达到最适条件,故检测信号在各个杂交斑点上所显示的强度可能有些差别,但这不会影响阴阳性结果的判断。RDB 的局限性在于只能检测已知位点突变的 β-地中海贫血,而不能检出未知突变。

迄今为止,我国已经发现了 46 种基因突变类型,表 16-1 列出部分突变。

其中 CD41-42(-TCTT),IVS-2-654(C→T),CD17(A→T),-28(A→G),CD26(G→A),CD71-72(+A),CD43(G→T),-29(A→G),起始密码子 ATG→AGG,CD14-15(+G),CD27-28(+C),-32(C→A),-30(T→C),IVS-1-1(G→T),IVS-1-5(G→C),CD31(-C),CAP+40~+43(-AAAC)这 17 种突变(表 16-1)约占我国南方 β-地中海贫血突变构成比的 99%。根据这 17 种突变的突变位点及序列,分别设计突变探针和野生型(正常)探针以同时检测这 17 种 β-地中海贫血突变类型。基于此原理所建立的 β-地中海贫血 RDB 检测体系,就可通过观察膜条上斑点显色结果分析这些基因突变并判断其基因型。

表 16-1　中国人常见的 β-地中海贫血基因突变型

突变类型	碱基改变	表型
A. 转录突变(5 种)		
	-32(C→A)	β+
	-30(T→C)	β+
	-29(A→G)	β+
	-28(A→G)	β+
	+40-+43(-AAAC)	β+
B. RNA 加工突变(6 种)		
剪接点突变	IVS-1-1(G→T)	β0
共同序列突变	IVS-1-5(G→C)	β+
	IVS-1 的 3′末端(T→G)	β+
	IVS-2-5(G→C)	β+
插入序列突变	IVS-2-654(C→T)	β+
编码区替代	CD26(G→A)	E
C. 翻译突变(11 种)		
无义突变	CD17(A→T)	β0
	CD43(G→T)	β0
移码突变	CD8(-AA)	β0
	CD8-9(+G)	β0
	CD14-15(+G)	β0
	CD27-28(+C)	β0
	CD31(-C)	β0
	CD41-42(-TCTT)	β0
	CD71-72(+T)	β0
	CD71-72(+A)	β0
起始密码突变	ATG→AGG	β0

【实验器材】

1. 器材

PCR 扩增仪、高速台式离心机、电泳仪、水平式电泳槽、微波炉、旋涡混匀器、凝胶成像系统、微量可调移液器、吸头、pH 计、杂交炉(或恒温水浴摇床)电磁炉等。

2. 试剂

(1)β-地中海贫血基因检测试剂盒:其中包括 β-PCR Mix、PCR 扩增管、液状石蜡、HRP 母液、TMB、30% H_2O_2、膜条。

(2)人基因组 DNA 提取试剂:基因组 DNA 快速提取试剂盒按使用说明书进行操作,或可采用经典酚-氯仿法提取 DNA,但需摸索合适的模板使用量。

(3)RDB 杂交用试剂:该试剂盒提供的 A 液、B 液、C 液或自行配制。

1)20×SSC 缓冲液(pH 7.0):175.3g NaCl,88.2g 柠檬酸钠,先溶于 900ml 去离子水,调 pH 至 7.0,最后定容至 1000ml,高压灭菌。

2)10%SDS(pH 7.0):20.0g SDS 溶于 180ml 去离子水,用 HCl 调 pH 至 7.0,最后定

容至 200ml,高压灭菌。

3）A 液(2×SSC,0.1%SDS,pH 7.4):20×SSC 100 ml,10%SDS 溶液 10 ml,加去离子水定容至 1000ml,调 pH 至 7.4。

4）B 液(0.5×SSC,0.1%SDS,pH 7.4):20×SSC 25 ml,10%SDS 溶液 10 ml,加去离子水定容至 1000ml,调 pH 至 7.4。

5）C 液(0.1mol/L 柠檬酸钠):14.7g 柠檬酸钠溶于 450ml 去离子水,用浓 HCl 调 pH 至 5.0,最后定容至 500ml。

6）显色液(新鲜配制,按顺序加入以下溶液):19ml C 液,1ml TMB,4μl 30% H_2O_2。

(4)其他:琼脂糖、1×TBE(或 TAE)电泳缓冲液和 10mg/ml EB。

【实验步骤】

1. 标本采集及基因组 DNA 抽提

采集受检者静脉血 1ml,用 EDTA-K_2 或柠檬酸钠抗凝,不可用肝素抗凝,-18℃以下可存放 1 个月。DNA 抽提参照试剂盒使用说明书操作或经典酚-氯仿法。

2. PCR 扩增 β-珠蛋白基因

(1)取出试剂盒内的 PCR 扩增管,标号,分别加入 45μl PCR 反应混合物(β-PCR Mix)至各管中。(扩增管内含有扩增所需的 DNA 聚合酶,请勿使用非试剂盒提供的扩增管)。

(2)小心吸取 3μl 样本 DNA 溶液至 PCR 反应管中,混匀,5000r/min 离心数秒,然后按表 16-2 参数进行 PCR 反应(PCR 仪没有热盖或热盖效果不佳时,请向 PCR 反应管中滴加 2 滴液状石蜡),反应完毕,取出,当天检测或置-20℃保存,1 周内使用。

表 16-2　PCR 反应条件

步骤	温度(℃)	时间(s)	循环数
预变性	94	300	1
变性	94	60	
退火	55	30	
延伸	72	60	×35
连接	72	300	1

3. 电泳检测

取 3μl PCR 产物,用 2%的琼脂糖凝胶进行检测,在 5V/cm 条件下,电泳 60~90 分钟。当溴酚蓝移动 2cm 左右时用核酸紫外检测仪进行结果检测,同一样品应同时扩增出约 600bp 和约 200bp 的 2 条扩增带,证明扩增有效。若某一待检 DNA 标本 PCR 扩增不成功或只扩增出一条特异性的扩增带,说明扩增不完全或部分不成功,不能继续进行下一步试验。

4. 反向点杂交检测

(1)杂交:取 15ml 带螺旋盖的塑料离心管,分别标号。于洁净的白纸上,用铅笔在膜条的左面的空白区域标记同一编号,然后用洁净的镊子将之放入同样编号的离心管中,每管加入 A 液 10ml 左右及一支 PCR 产物(杂交时间不同加入的 A 液量不同,杂交 2 小时加 5ml A 液,杂交过夜加 10ml A 液),拧上离心管盖,但不要过紧。将塑料管放入沸水中煮 10 分钟,取出,放入 43℃杂交炉或水浴摇床杂交(杂交时间应长于 120 分钟,最好选择杂交过夜)。同时取合适数量的 50ml 塑料管,每支加入 40ml B 液,拧紧盖子,一并置于 43℃杂交箱或水浴摇床中进行预热。

（2）洗膜：用洁净镊子小心取出膜条,迅速移至已预热的 B 液中,于 43℃ 杂交箱或水浴摇床轻摇洗涤(杂交过夜洗涤 30 分钟,杂交 120 分钟洗涤 20 分钟),每管 40ml 溶液,最多可同时洗涤 4 张膜。

（3）显色

1）于 15ml 离心管中,分别加入 A 液 12ml 和 HRP 母液 3μl,可用于 2 张 RDB 膜(如多于 2 张膜时,请选择适当的容器,配制可以淹没所有膜的 1∶4000 的 HRP 工作溶液)。膜条在 HRP 工作液中,室温轻摇浸泡 30 分钟,用镊子小心取出膜条。(使用后的 HRP 工作溶液可置 2~8℃ 冰箱存放,1 周内可重复使用一次)。

2）用 A 液在平皿中室温轻摇洗膜 2 次,每次 5 分钟,再用 C 液在平皿中室温轻摇洗膜 2 次,每次 2 分钟。其间按以下比例新鲜配制显色液：19ml C 液、1ml TMB、4μl 30% H_2O_2,4 张左右的膜条用 20ml。多于 4 张膜条可按比例增加用量。

3）将膜条浸泡于新鲜配制的显色液中避光显色约 10 分钟,即可见斑点显现。

4）将显色后的膜条在纯化水中快速漂洗 1 次。在避光条件下晾干后用透明胶带封存,或将膜条扫描、复印或照相。

【实验结果】

（1）膜条上的探针排列顺序如表 16-3,N 表示野生型检测探针,M 表示突变检测探针。43M、41-42M 以 41-42N 为正常参照,-32M、-30M、-29M 及 -28M 均可以 -28N 为正常对照,14-15M 及 17M 以 17N 作参照,27/28M、βEM 以 βEN 为正常参照。

表 16-3　膜条探针排列

β-地贫	41-42N	654N	-28N	71-72N	17N	βEN	31N	27/28M
	41-42M	654M	-28M	71-72M	17M	βEM	31M	IVS1-1M
	43M	-32M	-29M	-30M	14-15M	CAP	IntM	IVS1-5M

（2）观察整张膜上出现的蓝色斑点,若在突变检测探针处出现显色强度与相应的野生型探针相近的蓝色斑点,则该位点为野生与突变的杂合子。如图 16-2(彩图 2)表示检测样品发生内含子 II-654 突变,为突变杂合子。

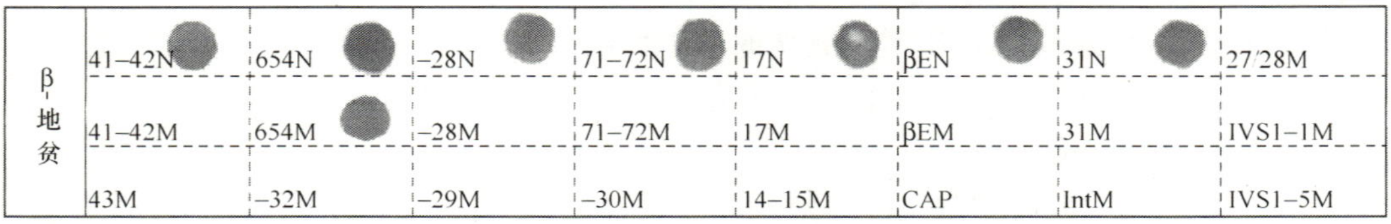

图 16-2　基因型 $\beta^{IVS-II-654}/\beta^N$

（3）若在突变检测探针处出现蓝色斑点,而相应的野生型探针处未出现蓝色斑点,则该位点为突变纯合子,图 16-3(彩图 3)表示检测样品发生 CD17 突变,为突变纯合子。

（4）若在两处突变检测探针处出现显色强度与相应的野生型探针相近的蓝色斑点,则该基因型为两种突变的双重杂合子,图 16-4(彩图 4)表示样品发生 CD41-42 突变和 CD17 突变,为双突变杂合子。

β-地贫	41-42N	654N	-28N	71-72N	17N	βEN	31N	27/28M
	41-42M	654M	-28M	71-72M	17M	βEM	31M	IVS1-1M
	43M	-32M	-29M	-30M	14-15M	CAP	IntM	IVS1-5M

图16-3　基因型 $\beta^{CD17}/\beta^{CD17}$

β-地贫	41-42N	654N	-28N	71-72N	17N	βEN	31N	27/28M
	41-42M	654M	-28M	71-72M	17M	βEM	31M	IVS1-1M
	43M	-32M	-29M	-30M	14-15M	CAP	IntM	IVS1-5M

图16-4　基因型 $\beta^{CD41-42}/\beta^{CD17}$

（5）若仅在野生型探针处出现蓝色斑点,则待检样品没有上述17种突变。图16-5（彩图5）表示检测样品17个位点未出现突变。

β-地贫	41-42N	654N	-28N	71-72N	17N	βEN	31N	27/28M
	41-42M	654M	-28M	71-72M	17M	βEM	31M	IVS1-1M
	43M	-32M	-29M	-30M	14-15M	CAP	IntM	IVS1-5M

图16-5　未检出突变

（6）本方法仅针对这17种β-地中海贫血基因突变,不能排除其他类型的β-地中海贫血基因缺失或点突变,必要时可根据受检者血液学表型资料检测这17种突变以外的基因缺陷类型。

【注意事项】

（1）所有液体试剂在使用前均应充分混匀;除PCR反应管外,其他冻存管装的液体试剂在开盖前均应短暂离心。

（2）PCR产物若不当天使用应在-18℃以下保存,并在1周内用于杂交,放置过久会因产物降解影响杂交效果,显色过程应避光,可放入暗盒中操作。

（3）TMB有毒,请戴手套操作。

（4）室温低于20℃时,A、B溶液中可能会有结晶析出,用前应先温浴使之溶解并混匀。

（5）检测待测样品时,需设阳性（β地贫）和阴性（正常）样品对照,以判断体系正常与否。

（6）操作中避免用手接触膜条,需用镊子夹取膜条边角操作。

（7）杂交、洗膜、显色过程中保持膜条的探针面与反应液充分接触,避免此面贴于容器表面或膜面间相贴。

（8）溶液 A、B、C 的 pH 很重要,建议用 pH 计调各种溶液的 pH。

【临床意义】

（1）血液学表型和基因诊断结果均正常的个体,一般可排除 β-地中海贫血基因突变。

（2）基因型为 β^0/β^N 或 β^+/β^N 的个体,伴有小细胞低色素症（MCV 和 MCH 降低）、血红蛋白电泳分析可见 $HbA_2 > 3.5\%$,则为 β-地中海贫血基因携带者或轻型 β-地中海贫血。

（3）基因型为 β^0/β^0、β^+/β^+ 或 β^0/β^+ 个体,有明显的小细胞低色素贫血（Hb $<100g/L$、MCV 和 MCH 降低）,可诊断为中间型或重症 β-地中海贫血患者。

（4）若基因型诊断结果正常,而血液学表型异常的个体,则应考虑受试者具有上述 17 种 β-地中海贫血突变以外的稀有突变,需进一步做 β-珠蛋白基因序列分析。

【思考题】

（1）简述反向点杂交技术原理。

（2）β-地中海贫血常见突变类型有哪些?

（冉贵萍）

实验十七　荧光定量 PCR 技术检测乙型肝炎病毒(HBV)核酸

乙肝病毒属嗜肝 DNA 病毒,基因组全长 3200bp。荧光定量 PCR 技术检测 HBV DNA 是一种国际公认的核酸分子定量方法,定量检测 HBV DNA 对于乙型肝炎病毒感染的窗口期诊断,乙型肝炎患者有无传染性以及传染性的强弱评估以及抗病毒疗效的观察等都具有重要的临床意义。

【实验原理】

荧光定量 PCR 技术对荧光信号的检测主要有染料与 DNA 结合、杂交探针及水解探针等方法。本实验采用 TaqMan 荧光探针技术,即利用一对乙肝病毒特异性引物和一特异性结合于扩增区另一位点的 TaqMan 探针对乙肝病毒模板扩增,通过监测荧光信号的强度反映乙肝病毒 DNA 的扩增产物的量,通过扩增已知拷贝数的靶序列 DNA 标准品绘制标准曲线,可对未知模板起始拷贝数进行定量分析。TaqMan 荧光探针技术探针的 5′端和 3′端分别标记报告基团(R)和淬灭基团(Q)。当两个荧光基团都连接在探针上时,报告基团的荧光被淬灭基团抑制,荧光信号检测不到。在新链延伸过程中,DNA 聚合酶利用 5′→3′外切酶活性把报告基团从探针上解离,报告基团一旦和淬灭基团分开,报告基团即可释放出荧光。游离的报告基团发射的荧光强度与 PCR 产物量呈正比。当荧光强度达到检测阈值时的 PCR 循环数称为阈值循环数(threshold cycle,C_t),C_t 值与模板 DNA 的起始拷贝数(copy)成反比。

【实验目的】

掌握荧光定量 PCR 检测 HBV DNA 的实验原理,操作步骤及结果分析。

【实验器材】

1. 器材

荧光定量 PCR 仪、PCR 反应管、移液器及移液器吸头、高速离心机、漩涡混合器、生物安全柜、恒温水浴箱。

2. 试剂

HBV-DNA 检测试剂盒:DNA 提取液 1,DNA 提取液 2,PCR 预混合液(含有 Mg^{2+}、PCR 反应缓冲液、引物、荧光标记的探针)、Taq 酶(1U/μl)、UNG,强阳性对照血清、阴性对照血清、临界值阳性血清,五种不同浓度的阳性标准品($1×10^4$、$1×10^5$、$1×10^6$、$1×10^7$、$1×10^8$copies/ml)、双蒸去离子水。

【实验步骤】

1. 试剂和主反应混合物的准备(在试剂准备区操作)

表 17-1

试剂	PCR 反应液	Taq 酶	UNG
用量	37.60μl	0.40μl	0.06μl

从试剂盒中取出 HBV PCR 反应液、Taq 酶及 UNG。室温解冻混匀后,2000r/min 离心 10 秒,设需要的管数为 n,40μl 测试反应体系配制见表 17-1。(n=样本+阴性对照+强阳性对照+临界值对照+5 管阳性标准品)

计算好各试剂的使用量,加入一适当体积试管中,充分混合均匀,向设定的 n 个 PCR 反应管中分别加入 38μl,转移至样本处理区。

2. 样本的制备和上样(在样本处理区操作)

(1)标本处理:取 n 个 0.5ml 灭菌离心管,做好标记。首先加入 100μl DNA 提取液 1,再分别加入待测血清或血浆样本(切勿吸入血细胞)以及各种对照品各 100μl,振荡混匀,13 000r/min离心 10 分钟:吸弃上清(离心时注意固定离心管方向,尽可能吸弃上清液且不碰触到沉淀);再加入 25μl DNA 提取液 2,振荡 10 秒(沉淀无需打散、混匀),100℃干浴,13 000r/min离心 10 分钟,保留上清备用。如果样本裂解产物当天不使用,则要保存在-20℃。

(2)上样:若样本及对照品裂解产物保存在-20℃,使用前置室温解冻,以 13 000r/min离心 5 分钟。在所设定的 n 个反应管中分别加入步骤 1 中处理过的样本、阴性对照、强阳性对照、临界值对照以及阳性标准品各 2μl,盖紧 PCR 反应管管盖,并记录样本信息。

3. PCR 上机扩增(在扩增区操作)

设置扩增和检测条件:选择预设的程序文件或设置为:预反应 37℃ 3 分钟;预变性:94℃ 1 分钟;95℃ 5 秒,60℃ 30 秒,40 个循环,荧光信号收集设在 60℃。装载反应管,设置孔位及荧光(详见相应仪器的操作手册)。保存数据文件并运行。

【实验结果】

1. 设置分析条件

设定基线:不同品牌的荧光定量 PCR 仪具体操作可能有所不同,本实验介绍三种较为常用的仪器基线设定:①PE7700,分析前把标准荧光定为 TAMRA。如果没有 $C_t < 16$ 的强阳性样品,应选 3~15 个循环的平均荧光信号作为基线再分析 C_t;如果有 $C_t < 16$ 的样品,则将此样品定为强阳性,并将此样品从数据库中剔除,然后以 3~15 个循环的平均荧光信号作为基线再分析 C_t。②ICycler,基线一般取自设值(2~10)。实验结束后,点击 PCR baseline subtract 选项扣除基线值。若某些曲线出现无规则的起伏跳动,应视为非正常现象,此时将其从结果中剔除(点击 select wells,消除此孔彩色,然后选择 display wells)。注意调整坐标,使所有曲线都在坐标内。③Light Cycler,用荧光显示模式 F1/F2读取结果。基线设定原则以刚好超过正常阴性对照品扩增曲线的最高点,且 C_t 值不出现任何数值时为准(一般定在 0.001~0.01,也可以根据仪器本身的实际情况加以调整)。操作前仔细阅读仪器使用手册,按标准操作程序文件操作。

域值设定:以刚好高于阴性对照品的扩增曲线最高点,且阴性对照品 $C_t = 40$ 或 $C_t = 0$ 为原则,调整起始域值。

绘制标准曲线:4 个阳性参控品的基因拷贝浓度的对数值为横坐标,以实际测得的 C_t值为纵坐标,作标准曲线。

2. 实验有效性判断

检查对照血清和标准品应同时符合下列条件,否则试验视为无效,见图 17-1 和 17-2。阴性对照 C_t 值都为 0。

强阳性对照不为 0,且强阳性对照拷贝数在 $10^5 \sim 10^7$。标准品 C_t 值小于 38,且标准曲线斜率在-3.5~4.0,截距在 40~50,相关系数小于-0.98。

当检测样本中 $10^3 copies/ml \leqslant HBV\ DNA \leqslant 5 \times 10^7 copies/ml$,可直接报告相应的拷贝数。

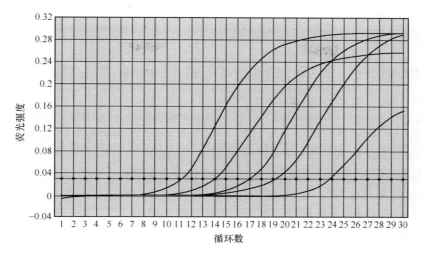

图 17-1 实时荧光定量 PCR 扩增曲线

当检测样本中 HBV DNA<10^3copies/ml 时,均报告为<10^3copies/ml。

当检测样本中 HBV DNA 为 0 copies/ml 时,报告为<10^3copies/ml。

当检测样本中 HBV DNA>5×10^7copies/ml 时,均报告为>5×10^7copies/ml。

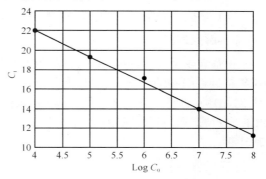

图 17-2 实时荧光定量 PCR 标准曲线

【注意事项】

(1) 所有样本均应视为具有潜在传染性,应严格按照实验室生物安全要求进行操作与处理。

(2) 操作中应使用不含荧光物质的一次性手套(经常更换)、一次性吸头(最好带滤芯),并且不能用手直接接触扩增管。

(3) 所有试剂开盖前,应短暂离心(按离心机上的点动离心键或离心时间少于 1 分钟)。

(4) 荧光探针应避光保存,配制好反应液体系,应尽快上机扩增。

(5) 配置反应体系时,应注意移液器的使用方法,所有液体的混匀要使用振荡器进行,不能用移液器吹打。

(6) 操作台、离心机、移液器、PCR 扩增仪等应定期用 10%次氯酸钠或 70%乙醇溶液擦拭去污染。

(7) 实验结束用紫外灯(包括移动式紫外灯)进行台面和空气等区域消毒。

【思考题】

(1) 定量 PCR 技术与定性 PCR 技术有何不同?

(2) 如何避免荧光定量 PCR 检测技术的实验误差?

(3) HBV DNA 定量检测与乙型肝炎病毒感染血清标志物检测的临床意义有何不同?

(杨红英)

实验十八　荧光定量 PCR 技术检测 HCV RNA

丙型肝炎(hepatitis C)是由丙型肝炎病毒(hepatitis C virus,HCV)感染引起的一种主要经血液传播的传染病。由于至今 HCV 分离尚不成功,其检测较 HBV 困难得多,因此应用分子生物学方法检测丙型肝炎病毒感染显得尤为重要。

丙型肝炎病毒是单股正链 RNA 病毒,基因组长约 9600 个核苷酸。荧光定量 RT-PCR 技术能动态检测 HCV RNA 水平的变化,可为了解丙型肝炎病毒体内复制情况、临床诊断、治疗方案选择和药物疗效评估等提供较可靠的依据。

【实验目的】

(1)掌握核酸纯化柱提取法提取 HCV RNA 的操作步骤。

(2)掌握荧光定量 RT-PCR 检测 HCV RNA 的实验原理、操作步骤及结果分析。

【实验原理】

从血清或血浆中抽提 HCV RNA,在反转录酶作用下将 HCV RNA 反转录为 cDNA,在 HCV 特异性引物的指导下,以四种脱氧核苷酸为底物,通过耐热 DNA 聚合酶的酶促作用,对 cDNA 进行体外扩增。用 Taqman 探针法检测扩增产物的荧光信号强度,在线监测 PCR 全过程,通过循环阈值(C_t 值)的设定和 C_t-浓度标准曲线绘制,可以对 HCV RNA 准确定量。

【实验器材】

1. 器材

荧光定量 PCR 仪、PCR 反应管、微量加样器、带滤芯吸头、高速离心机、漩涡混合器、生物安全柜、恒温金属浴。

2. 试剂

RNA 提取纯化试剂(蛋白酶、蛋白酶溶解液、Carrier RNA、裂解液、核酸纯化柱、收集管、洗液 1、洗液 2、洗脱液)、核酸扩增检测试剂(含有 Mg^{2+} 的 PCR 反应缓冲液、dNTPs、引物、荧光标记的探针)、酶混合液(反转录酶、Taq DNA 酶)、UNG,阳性对照血清、阴性对照血清、临界值对照血清,定量标准品($1×10^4$、$1×10^5$、$1×10^6$、$1×10^7$ copies/ml)。

【实验步骤】

1. 试剂准备(在试剂准备区操作)

蛋白酶溶液:将 1.4ml 蛋白酶溶解液加入蛋白酶冻干粉的试剂瓶中,小心混匀,混合后液体在 2~8℃ 保存 1 年。

裂解液工作液:将 Carrier RNA 混合液与裂解液按照每一人份 0.22μl∶6.2μl 混合,混合后液体在 2~8℃ 保存不超过 48 小时。

RT-PCR 反应液:从试剂盒中取出 HCV PCR 反应液、Taq 酶及 UNG。室温解冻混匀后,2000r/min 离心 10 秒,设需要的管数为 n(n=样本数+1 管阴性对照+1 管阳性对照+1

管临界值对照+1管试剂空白+4管定量标准品），30μl测试反应体系配制如表18-1：

计算好各试剂的使用量，加入一适当体积试管中，充分混合均匀后2000×g离心10秒，向标记好的PCR反应管中分别加入30μl，转移至样本处理区。

表18-1

试剂	HCV RT-PCR 反应液	酶混合液	UNG
用量	$n×28μl$	$n×2μl$	0.06μl

2. 样本的制备和上样（在样本处理区操作）

（1）标本处理

1）向 n 个 1.5ml 的灭菌离心管中加入25μl蛋白酶溶液，分别加入待检样本、HCV阴性对照、HCV临界值对照、HCV阳性对照各200μl，做好标记。分别加入200μl裂解液工作液，盖好盖子，震荡15秒，充分混匀后56℃温浴反应15分钟。瞬时离心，加入250μl无水乙醇，震荡15秒，室温（15～25℃）静止5分钟。

2）将标记好的核酸提取柱插入收集管中，小心将上一步所有液体移入相应的核酸提取柱中，6000g离心1分钟，倒掉收集管中废液，将提取柱重新放到收集管中，加入500μl洗液1，6000g离心1分钟，倒掉收集管中废液，将提取柱重新放到收集管中。加入500μl洗液2，6000g离心1分钟，倒掉收集管中废液，将提取柱重新放到收集管中。

3）加入500μl无水乙醇，6000g离心1分钟，倒掉收集管中废液，将提取柱重新放到收集管中，20 000g高速离心3分钟，丢弃收集管，彻底去掉乙醇。将核酸提取柱放入干净的1.5ml离心管中，打开提取柱盖子，56℃温浴3分钟，加入60μl洗脱液，室温（15～25℃）静止5分钟，20 000g高速离心1分钟，收集滤液即RNA溶液作为PCR反应模板。

（2）上样：将样本、阴性对照、阳性对照和临界值对照RNA溶液、各定量标准品分别加入到已有扩增试剂的PCR反应管中，记录样本信息。

3. PCR 上机扩增（在扩增区操作）

设置扩增和检测条件：50℃ 30分钟；95℃ 15分钟后进入以下循环：72℃ 15秒，95℃ 15秒，50℃ 45秒，共45个循环，荧光信号收集设在50℃。装载反应管，设置孔位及检测通道（详见相应仪器的操作手册）。保存设置程序并运行。

【实验结果】

1. 设置分析条件

设定基线：设在刚好超过正常阴性对照品曲线（无规则的噪音线）的最高点。

荧光检测通道：不同的PCR仪操作略有不同，按仪器说明书操作。

绘制标准曲线：以4个定量标准品HCV RNA拷贝浓度的对数值为纵坐标，以其实际测得的 C_t 值为横坐标绘制标准曲线，标准曲线的拟合度 R 应大于等于0.990，否则应视为实验无效（图18-1，图18-2）。

2. 结果报告

当检测样本中 $10^3 copies/ml ≤ HCV RNA ≤ 5×10^7 copies/ml$，可直接报告相应的检测值 copies/ml。

当检测样本中 HCV RNA $< 10^3 copies/ml$ 时，均报告为 $< 10^3 copies/ml$。

当检测样本中 HCV RNA 为 0 copies/ml 时，报告为 $< 10^3 copies/ml$。

当检测样本中 HBV RNA $> 5×10^7 copies/ml$ 时，均报告为 $> 5×10^7 copies/ml$。

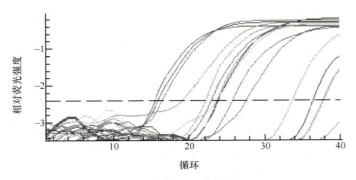

图 18-1　实时荧光定量 PCR 基线、域值设置

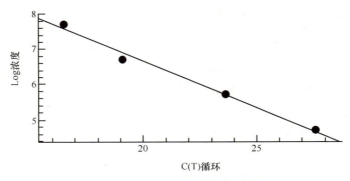

图 18-2　实时荧光定量 PCR 标准曲线

【注意事项】

（1）RNA 酶（RNase）是导致 RNA 降解最主要的物质。实验过程中应注意防止 RNase 污染，所有的器皿均要高压灭菌，物品专用。操作人员戴一次性口罩、帽子、手套，实验过程中手套要勤换。

（2）不能采用溶血样品，血细胞破裂会有大量 RNase 释放，使模板 RNA 降解。

（3）应避免 RNA 样品受基因组 DNA 的污染。

【思考题】

（1）荧光定量检测 HCV RNA 实验中如何防污染？

（2）HCV RNA 定量检测的临床意义？

（邹文琳）

实验十九　PCR-SSCP 检测 p53 基因的突变

【实验目的】

（1）掌握 PCR-SSCP 技术的原理。

（2）熟悉 PCR-SSCP 技术的步骤。

【实验原理】

聚合酶链反应-单链构象多态性分析（single strand conformation polymorphism analysis of polymerase chain reaction products，PCR-SSCP）是 1989 年日本 Orita 等创建的一种简单、快速、经济的突变筛查技术。它的基本原理是 PCR 扩增后的 DNA 片段经变性成单链 DNA，单链 DNA 片段在聚丙烯酰胺凝胶电泳（polyacrylamine gel electrophoresis，PAGE）中呈复杂的折叠构象，这种立体结构主要是由其内部碱基配对等分子内相互作用力来维持的。当有一个碱基发生改变时，其空间构象发生改变，空间构象有差异的单链 DNA 分子在聚丙烯酰胺凝胶中迁移率不同。因此，通过非变性 PAGE 可以非常敏感地将构象有差异的分子分离开。为了便于观察分析结果，采用银染法显色观察泳动带的位置，通过与正常对照比较泳动带的变化即可判断该片段中是否存在碱基突变，而碱基突变的性质必须经过 DNA 测序才能确定。

p53 基因是一种重要的抑癌基因，p53 基因的突变与恶性肿瘤的发生、发展密切相关。研究表明，大约 50% 的恶性肿瘤中存在着 p53 基因的突变；p53 突变中最常见的是点突变，不同种类肿瘤突变点不同，主要发生在进化保守区第 5~8 外显子。一般来说，突变的 p53 丧失了原本具有的阻滞细胞周期、诱导凋亡发生、介导细胞衰老、维护基因组稳定、错配碱基修复等抑癌基因的功能，而获得了一系列类似癌基因特性的功能，促进肿瘤的发生、发展。p53 基因突变的检测常用于各类肿瘤发生机制的研究、肿瘤的早期诊断、治疗疗效评价和预后判定。

本实验应用 PCR-SSCP 方法检测 p53 基因突变。

【实验器材】

1. 器材

PCR 扩增仪、聚丙烯酰胺凝胶聚胶装置、电泳仪，电泳槽。

2. 试剂

PCR 相关试剂（dNTPs、Mg^{2+}、TaqDNA 聚合酶、10×PCR 反应缓冲液、去离子水）、琼脂糖、TBE 电泳缓冲液、10mg/ml 溴化乙锭（EB）、0.25% 溴酚蓝溶液、DNA 分子质量标准、30% 聚丙烯酰胺（29∶1）、10% 过硫酸铵溶液、四甲基乙二胺（TEMED）、5×TBE 缓冲液、变性上样液[95% 甲酰胺溶液、0.03% 二甲苯青、0.05% 溴酚蓝溶液、20mmol/L EDTA（pH 8.0）]、固定液（无水乙醇 100ml，冰乙酸 5ml，加 ddH_2O 至 1000ml）、染色液（2g $AgNO_3$ 溶于 800ml ddH_2O 中，定容至 1000 ml）、显色液（15g NaOH 溶于 800ml ddH_2O 中，定容至 1000 ml。临用前取 100ml 加 0.4ml 甲醛，室温保存）。

【实验步骤】

1. PCR 反应(表 19-1)

表 19-1　PCR 引物序列

引物		引物序列	变性温度(℃)	扩增片段(bp)
Exon5	Forword	TTC CTC TTC CTG CAG TAC TC	60	325
	Reverse	GCA AAT TTC CTT CCA CTC GG		
Exon6	Forword	ACC ATG AGC GCT GCT CAG AT	58	236
	Reverse	AGT TGC AAA CCA GAC CTC AG		
Exon7	Forword	GTG TTG TCT CCT AGG TTG GC	61	139
	Reverse	CAA GTG GCT CCT GAC CTG GA		
Exon8	Forword	CCT ATC CTG AGT AGT GGT AA	52.5	330
	Reverse	CCA AGA CTT AGT ACC TGA AG		

表 19-2　25μl PCR 反应体系组成

试剂	样品量(μl)
dNTPs(25mmol/L)	0.5
镁离子(25mmol/L)	2.5
Taq DNA 酶(2U/L)	1.0
10×PCR 反应缓冲液	3.0
正向引物(10μmol/L)	2.0
反向引物(10μmol/L)	2.0
样品 DNA(20ng/μl)	5.0
去离子水	9.0

(1)准备二个无菌 0.2ml PCR 反应管,一个为实验管(加患者样品 DNA),一个为正常对照管(加正常人样品 DNA),并标记。将表 19-2 反应体系各组分依次加入后混匀,12 000r/min 瞬时离心 10 秒。

(2)将 PCR 反应管放入 PCR 仪,设定扩增程序:94℃变性 7 分钟后进入循环扩增,即 94℃变性 40 秒,57℃变性 40 秒,72℃变性 90 秒。共重复 35 个循环后,72℃延伸 10 分钟。

(3)取 5μl PCR 扩增产物用 2%琼脂糖凝胶电泳鉴定其片段大小。

2. 取 10μl 扩增产物

加 10μl 上样缓冲液混匀,98℃变性 10 分钟,迅速冰浴。

3. 非变性 PAGE

(1)电泳槽玻璃板的处理:用洗涤剂清洗玻璃板,自来水反复冲净洗涤剂,双蒸水冲洗 3 次,晾干,95%乙醇溶液擦拭,自然干燥。在两块玻璃内的两侧放好衬条对齐,用固定夹夹紧两块玻璃,并用玻璃胶带封边。

(2)制胶:按照被分离 DNA 片段的大小、含量及玻璃板、衬条的大小决定凝胶的浓度与体积,一般来讲使用 5%~8%的凝胶较为合适。加 35μl TEMED、10%过硫酸铵溶液 250μl 至聚丙烯酰胺混合液中,混匀。用 10ml 玻璃吸管吸取胶液,将玻璃模具倾斜成 60°,缓慢注入两玻璃板间的空隙中,直至灌满模具顶部。立即插入点样梳(小心勿使梳齿下带进气泡,并且不要将梳齿全部插入胶内,留约 2mm 梳齿于玻璃板上端,以免拔梳时把胶孔拔断)。室温水平放置 1 小时使之凝固。小心取出点样梳,用蒸馏水冲洗顶部,然后加入 TBE 封闭。

(3)PAGE:将封口玻璃胶带掀去,放入电泳槽,凹型玻璃贴紧电泳缓冲液槽,用大号固定夹固定住两侧。在上下电泳槽内灌入 1×TBE 电泳缓冲液,缓冲液应高于加样孔上缘。取已变性的 5μl PCR 扩增产物加到点样孔中,以 200V/cm 电泳 4~5 小时。

4. 银染法

（1）取出聚丙烯酰胺凝胶,用蒸馏水冲洗 1~2 遍。

（2）浸入固定液,固定 10 分钟。

（3）倒掉固定液,用蒸馏水冲洗 2 遍,倒入银染液,置摇床上银染 10 分钟。

（4）用蒸馏水冲洗若干遍;倒入显色液,直至出现清晰的银染带。

（5）用蒸馏水漂洗凝胶 2 遍,观察结果并拍照,制成干板保存。

【实验结果】

观察并记录聚丙烯酰胺凝胶上 DNA 单链带,根据异常泳动变位筛查突变样本。

【注意事项】

1. 核酸片段的大小

用于 SSCP 分析的核酸片段越小,检测的敏感性越高。研究发现因此,SSCP 适合分析 100~300bp 的核酸片段。对于大于 400bp 的 PCR 产物就需要设法进一步处理,可以用限制性酶消化 PCR 产物,再进行 SSCP。

2. 电泳温度

保持凝胶内温度恒定是 SSCP 最关键的因素,温度有可能直接影响 DNA 分子内部稳定力的形成及其所决定的单链构象,从而影响突变的检出。由于在电泳时温度会升高,为确保电泳温度相对恒定,应采取以下措施:减少凝胶厚度,降低电压,有效的空气冷却或循环水冷却等。

3. 凝胶浓度及厚度

凝胶浓度很重要,一般使用 5%~8% 的凝胶,凝胶浓度不同,突变带的相对位置也不相同,如果在进行未知突变种类的 SSCP 分析时,最好采用两种以上凝胶浓度,这样可以提高突变种类的检出率。凝胶的厚度对 SSCP 分析也很重要,凝胶越厚,背景越深,在上样量较多的前提下,尽量使凝胶越薄越好。

4. 假阴性

由于 PCR-SSCP 的不足之处主要是可能检出假阴性结果,这是由于点突变引起的空间构象变化甚微,迁移率相差无几所致,尤其是点突变发生在扩增片段的两端时。如果有阳性和阴性对照,结果可以重复确定的突变带是可信的,如果没有阳性对照,应经测序来确定其是否为突变带。

5. 结果分析

单链凝胶电泳时,互补单链迁移率不同,一般形成两条单链带。PCR 产物进行单链凝胶电泳之前,通过加热变性产生单链。如变性不彻底,残留双链亦可形成一条带。因此,PCR-SSCP 分析结果至少显示三条带。但是,由于一种 DNA 单链有时可形成两种或多种构象,检出三条或四条单链带就不足为奇。

【思考题】

（1）PCR-SSCP 检测突变的基本原理是什么?

（2）为什么进行非变性聚丙烯酰胺凝胶电泳之前,PCR 扩增产物需与甲酰胺混匀并变性?

（邰文琳）

实验二十　BCR/ABL 融合基因核酸的定量检测

慢性髓系白血病(chronic myelogenous leukemia,CML)是一种起源于造血干细胞的血液系统恶性克隆增殖性疾病,其特征性分子标志为 BCR/ABL 融合基因,90% 以上的 CML 患者具有特征性的 Ph 染色体(philadelphia,Ph),即 t(9;22)(q34;q11),9 号染色体长臂上 ABL 原癌基因易位至 22 号染色体长臂的断裂点集中区(BCR),形成新的基因嵌合体 BCR/ABL 融合基因。BCR/ABL 基因表达的 P210 融合蛋白具有高度酪氨酸激酶活性,在 CML 的发病中起重要作用。应用荧光定量 RT-PCR 检测 BCR/ABL 融合基因的 mRNA 水平,可以对 CML 的诊断、疗效评价、预后判断及微小残留病变的动态监测提供重要的分子依据。

【实验目的】

(1) 掌握反转录聚合酶链反应(RT-PCR)的实验原理及操作步骤。

(2) 掌握实时荧光定量 RT-PCR 原理。

【实验原理】

荧光定量 RT-PCR 是将荧光定量 PCR 与传统的反转录技术结合起来的一种敏感、特异、准确的 mRNA 定量检测技术。BCR/ABL 融合基因的定量实验主要由两部分实验组成:

1. 反转录实验

利用反转录酶催化 dNTPs 聚合成与 BCR/ABL 基因 mRNA 模板互补的单链 DNA,即 cDNA。

2. 实时荧光定量 PCR 实验

以 BCR/ABL 基因 cDNA 为模板,加入与 BCR/ABL 基因特异性杂交的荧光探针,对 PCR 扩增反应中每一个循环产物荧光信号的强度进行实时检测,利用已知浓度阳性标准品的阈值循环数(C_t)与拷贝数的对数绘制标准曲线,通过计算可以得到 BCR/ABL 基因 cDNA 定量结果,从而间接检测 BCR/ABL mRNA 水平。

BCR/ABL 融合基因有 b2a2 和 b3a2 两种类型,为了不漏检,上游引物设计在 BCR exon 2,探针与下游引物设计在 ABL exon 2,b3a2 扩增片段大小为 292 bp,b2a2 扩增片段大小为 217 bp。

上游引物:5′-CTTCTCCCTGGCATCCGTGGA-3′

下游引物:5′-TGCAACGAAAAGGTTGGGGT-3′

荧光标记探针:5′-TTGAGCCTCAGGGTCTGAGTGAAGCC-3′(5′端标记荧光报告基团 FAM,3′端标记荧光淬灭基团 TAMRA)。

【实验器材】

1. 器材

荧光定量 PCR 仪、DNA 扩增仪、台式离心机、PCR 反应管、移液器及吸头、低温高速离心机、紫外分光光度计。

2. 试剂

淋巴细胞分离液、Trizole 试剂、氯仿/异戊醇(49/1,*V/V*)、异丙醇、75%乙醇溶液(DEPC 处理的水配制)、DEPC 处理水(无 RNase)(灭菌水中加入 DEPC 至 0.1%浓度,室温或 37℃下避光静置过夜后高温高压灭菌)、反转录缓冲液(5×)[含 50mmol/L Tris-HCl(pH 8.3),40mmol/L KCl,7mmol/L MgCl$_2$,1mmol/L 二硫苏糖醇(DTT)溶液,0.1g/L BSA]、反转录酶、脱氧核苷三磷酸(dNTPs)、BCR-ABL 阳性定量标准品(1×10^3、1×10^4、1×10^5、1×10^{6}copies/ml)、阴性质控品。

【实验步骤】

1. 单个核细胞(MNC)的分离

(1)在试管中加淋巴细胞分离液 6ml,取另一试管加患者抗凝静脉血 3ml 或骨髓0.5ml,用等量生理盐水稀释混匀后用吸管吸取 3ml 稀释液沿管壁缓慢叠加于淋巴细胞分离液上面,2000 r/min 离心 20 分钟。

(2)取中间白色的单个核细胞层,加等量的生理盐水混匀,2000 r/min 离心 5min。

(3)弃上清,再加入等量的生理盐水混匀,2000 r/min 离心 5 分钟,弃上清,留取细胞沉淀于 Eppendorf 管中。

2. RNA 的提取

采用异硫氰酸胍-酚-氯仿一步法。

(1)于上一步骤得到的单个核细胞沉淀中加入 1ml Trizole 试剂,上下振荡混匀 1 分钟至管中无团块,室温放置 20 分钟。

(2)加入等量氯仿/异戊醇,振荡混匀 2~3 分钟。4℃,12 000 r/min 离心 15 分钟。离心后反应管分三层,底层(酚-氯仿层),中间层及无色水相上层。

(3)小心吸取上层水相,加等量异丙醇,上下颠倒混匀,4℃,12 000 r/min 离心 15分钟。

(4)弃上清,加 75%乙醇溶液(DEPC 水配制)lml 混匀洗涤 RNA,4℃,12 000 r/min离心 10 分钟,倒去乙醇。

(5)将沉淀在室温空气中干燥 5 分钟(打开离心管盖),以使痕量乙醇挥发(过度干燥可能使 RNA 沉淀难以溶解)。

(6)加入 20μl DEPC 水,室温静置 2 分钟溶解沉淀。RNA 溶液可立即进行检测或存于-20℃保存备用。

3. RNA 定量及纯度分析

采用分光光度法。

将 RNA 溶液稀释 1000 倍,用分光光度计测量 260nm 和 280nm 两个波长下的吸光度值,并计算它们的比值。

(1)浓度:A_{260}为 1 大约等于 40μg/ml 的单链 RNA

所测样品 RNA 浓度(μg/ml)= A_{260nm}×40×稀释倍数。

(2)纯度:取决于 A_{260}/A_{280} 的比值,若比值接近 2,说明 RNA 较纯;要求 RNA 溶液比值为 1.85~2.0,若比值低于 1.6,说明样品中含有蛋白质等杂质,需要重新抽提沉淀。若高于 2.0 则可能含有试剂的残留,需要增加洗涤次数。

4. 反转录

10μl 反应体系组成见表 20-1。

将上述成分加于 0.5ml Eppendorf 管中混匀,瞬时离心后放入 PCR 扩增仪中,50℃变性 50 分钟,然后 85℃变性 5 分钟。cDNA 产物保存于 4℃备用。

5. 荧光定量 PCR

50μl PCR 反应体系组成见表 20-2。

<table>
<tr><th colspan="2">表 20-1　10μl 反应体系组成</th></tr>
<tr><td>RNA</td><td>1μg</td></tr>
<tr><td>反转录酶</td><td>20U</td></tr>
<tr><td>特异性引物</td><td>20pmol</td></tr>
<tr><td>dNTPs（10mmol/L）</td><td>1.0μl</td></tr>
<tr><td>反转录缓冲液（5×）</td><td>4μl</td></tr>
<tr><td>RNA 酶抑制剂</td><td>20U</td></tr>
<tr><td>DEPC 处理水</td><td>补至 10μl</td></tr>
</table>

<table>
<tr><th colspan="2">表 20-2　50μl PCR 反应体系组成</th></tr>
<tr><td>cDNA（或标准品、质控品）模板</td><td>5μl</td></tr>
<tr><td>TaqDNA 聚合酶</td><td>3U</td></tr>
<tr><td>上游引物</td><td>15pmol</td></tr>
<tr><td>下游引物</td><td>15pmol</td></tr>
<tr><td>荧光标记探针</td><td>10pmol</td></tr>
<tr><td>dNTPs（10mmol/L）</td><td>4.0μl</td></tr>
<tr><td>PCR 反应液（5×）</td><td>10.0μl</td></tr>
<tr><td>去离子水</td><td>补至 50μl</td></tr>
</table>

将上述组分加于 0.5ml Eppendorf 管中混匀,瞬时离心后放入荧光定量 PCR 扩增仪中,93℃ 3 分钟预变性后进入 PCR 循环,即 93℃变性 40 秒、55℃变性 120 秒,共进行 40 个循环反应。

6. 设定基线和阈值

以不同浓度阳性定量标准品的 C_t 值与拷贝数的对数绘制标准曲线。阴性质控品须无荧光信号增长,无明显 S 形扩增曲线。阳性定量标准品均有荧光信号增长,有明显的 S 型扩增曲线,C_t 值<27。反之,实验结果无效。样本的扩增曲线不呈 S 型曲线或 C_t 值>30,则报告为所检测的基因表达量小于检测限度。样本的扩增曲线呈 S 形且 C_t 值<30,则根据标准曲线计算出 BCR/ABL mRNA 的相应拷贝数。

【注意事项】

（1）标本最好立即测试,外周血或骨髓在 2~8℃条件下保存不应超过 48 小时。

（2）RNA 易被 RNase 降解,溶血的标本会大量释放内源性的 RNase,而 RNA 提取及保存过程操作不当亦会导致其降解。整个实验过程必须防止 RNase 的污染。严格采取前述的防止 RNase 污染的措施。

（3）反转录的效率对后续的荧光定量检测有重要影响,做反转录前必须测 RNA 浓度和纯度,反转录体系对 RNA 量有一定要求,常用 500ng 或 1μg。

（4）荧光定量 PCR 一般加入约 10ng RNA 反转录得到的 cDNA 模板量,通常需要根据目的基因的表达丰度进行调整。

【思考题】

（1）定量 PCR 与定性 PCR 的主要区别有哪些?

（2）荧光定量检测 mRNA 的主要实验流程?

（3）BCR/ABL 融合基因定量检测的临床应用价值?

（邰文琳）

实验二十一 EGFR 基因突变的检测

目前临床采用易瑞沙（Iressa/吉非替尼/gefitinib，阿斯利康）和特罗凯（Tarceva/厄罗替尼/erlotinib，罗氏制药）作为表皮生长因子受体（epidermal growth factor receptor，EGFR）酪氨酸激酶抑制剂（tyrosine kinase inhibitor，TKI）靶向治疗非小细胞肺癌（non-small cell lung carcinoma，NSCLC），是非常重要的治疗手段。进一步的研究发现 EGFR 基因突变与 NSCLC 靶向治疗的疗效具有相关性，通常 EGFR 突变或缺失患者对这些药物治疗有效，无突变者则预后不良。

EGFR 的基因突变主要集中在酪氨酸激酶区（tyrosine kinase coding domain，18～21 外显子），常见的突变点有第 18 外显子核苷酸 2155G>A 突变；第 19 外显子核苷酸 2235～2249Del、核苷酸 2254～2277Del、核苷酸 2236～2250Del、核苷酸 2240～2257Del 等共 19 个突变；第 20 外显子核苷酸 2369C>T 突变；第 21 外显子核苷酸 2576T>G 突变等。目前普遍认为，这些突变可以增强肿瘤细胞对 TKI 的敏感性，并且可作为 TKI 治疗的有效预测指标（图 21-1）。因此，检测 EGFR 基因突变对于指导 NSCLC 病人临床用药具有重要的参考价值。

【实验目的】

掌握荧光定量 PCR 扩增和结果分析的操作。

【实验原理】

荧光定量 PCR 方法可特异性扩增肿瘤细胞 EGFR 目的基因片段，继而采用高分辨率熔解曲线（high resolution melting，HRM）分析扩增片段的差异。在 HRM 分析步骤中，由于反应体系中使用小分子饱和荧光染料，使 DNA 分子中即便是单个碱基的突变或插入/缺失，都可通过熔解温度的微小差异突显出来。这种 DNA 分析技术以野生型基因组 DNA 为参照，能分辨出待检样本中是否存在某种突变，具有极高的灵敏度和准确性。本实验采用 EGFR 特异性引物扩增突变点较多的 19 和 21 外显子，进行 HRM 分析，以检测是否存在有突变。

【实验器材】

1. 器材

具有 HRM 分析功能的荧光定量 PCR、紫外分光光度计、水浴锅、台式高速离心机、瞬时离心机、微量加样器、Eppendorf 管、微量加样吸头、离心管。

2. 试剂

热启动 Taq DNA 聚合酶、dNTP、LC Green 荧光染料及 10×PCR 反应缓冲液（可从生物技术公司订购。）、灭菌去离子水、引物序列：

（1）外显子 19（扩增产物大小 204 bp）

P_1:5'-GCATGTGGCACCATCTCACAA-3'

P_2:5'-CCTGAGGTTCAGAGCCATGGA-3'

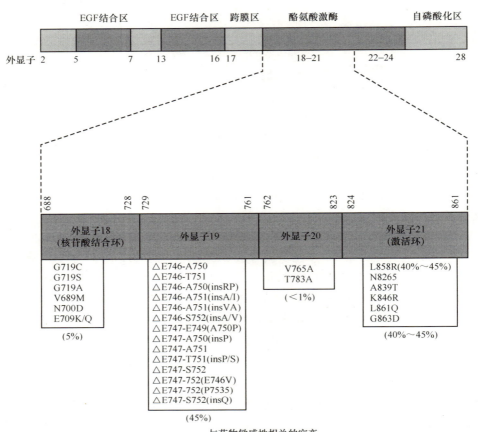

图 21-1　EGFR 酪氨酸激酶区 18-21 外显子基因结构

（2）外显子 21（扩增产物大小 236 bp）

P_1:5′-GCAGAGCTTCTTCCCATGATGA-3′

P_2:5′-GCTGACCTAAAGCCACCTCCT-3′

也可直接购买商品化的检测试剂盒,更为简便。

【实验步骤】

1. 基因组 DNA 的提取

收集 NSCLC 患者活检的病理组织,预先剔除正常组织后采用组织匀浆器磨碎,按照基因组 DNA 提取的方法进行制备(具体操作可见基因组 DNA 提取实验)。阴性对照采用健康者外周血全基因组 DNA,检测 DNA 样品的纯度应控制 A_{260}/A_{280} 在 1.8~2.0。

2. 目的基因片段的 PCR 扩增

（1）PCR 反应体系:2.5μl 10×PCR 反应缓冲液(15 mmol/L MgCl$_2$)、0.5μmol/L 引物(上、下游)、1U LC Green 荧光染料、1μl DNA 模板(30ng)、1μl dNTP mixture (2.5mmol/L)、1U 热启动 Taq DNA 聚合酶、用灭菌去离子水补足体积至25μl。加样完成后,充分混匀再离心,将 PCR 管放入 PCR 仪中。

（2）PCR 扩增条件

第一阶段,酶激活阶段:95℃,5 分钟

第二阶段,PCR 扩增阶段： 95℃ 10 秒 ⎫
　　　　　　　　　　　　 60℃ 10 秒 ⎬ 45 循环
　　　　　　　　　　　　 72℃ 10 秒 ⎭

3. 溶解曲线分析

第三阶段,熔解过程:加热至 95℃,1 分钟

第四阶段,冷却过程:从 95℃降温至 40℃（检测荧光 40 次/秒）

4. 分析数据

运行溶解曲线观察是否单峰,再运行 HRM 自动分析程序（图 21-2,图 21-3）。

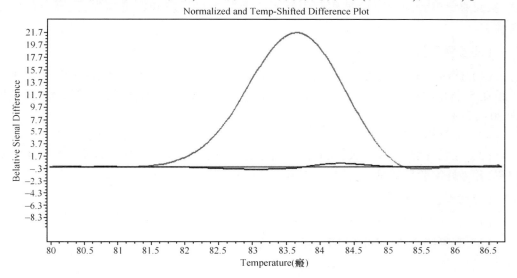

图 21-2　HRM 分析呈阴性

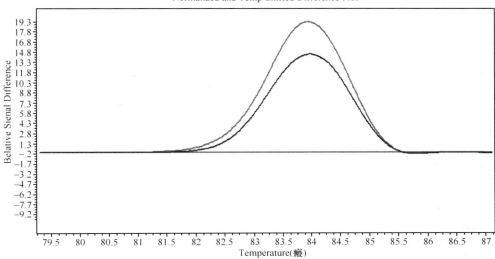

图 21-3　HRM 分析呈阳性

5. 结果判读

与 HRM 图基线和阳性曲线对照参比,判断样本 DNA 中 EGFR 等基因的各位点是否突变。

【实验结果】

试验结束后,先进行溶解曲线分析,若溶解曲线呈单峰则说明反应良好,再采用 Gene Scanning 软件进行分析,计算以后如果样本曲线跟阴性对照呈平坦基线,则为野生型样本;如果与阳性对照一样呈峰型曲线,则为突变样本。

【临床意义】

通过 EGFR 基因检测,可以为靶向药物吉非替尼和厄罗替尼筛选出治疗的最适人群,从而避免患者因为不合理用药引起不必要的不良反应和经济损失,提高治疗的靶向性。

【注意事项】

(1) DNA 模板加量请注意不宜过高或过低,一般与对应的阴性对照 Cp 值相比,上下差距在 5 个 Cp 范围内是可行的。对于福尔马林固定的石蜡病理样品,推荐 DNA 量范围为 20~30ng。

(2) 如果样本的溶解曲线呈现双峰,则出现非特异扩增,需要重新检测。

(3) 注意外源 DNA 污染,实验操作需穿着合适的实验室工作服,佩戴一次性手套和口罩,并做好实验后的试剂、器材和工具等的处理。

【思考题】

(1) 试述 HRM 分析基因突变的原理?

(2) 有哪些方法可检测 EGFR 基因的突变?

(黄　海)

第四篇 研究应用型实验

实验二十二 荧光定量 PCR 扩增检测仪的维护和光路校准

荧光定量 PCR 仪荧光信号的正确采集是获得准确分析结果的前提条件,仪器光学系统的工作是否正常决定荧光信号的准确采集。因此,对荧光定量 PCR 扩增仪进行正确维护,定时或当仪器初次安装、检修、拆装、更换光源或仪器搬动后,进行光路校准,是质量保证的必要措施。

【实验目的】

(1)掌握荧光定量 PCR 仪的光路校准方法。
(2)了解荧光定量 PCR 仪的维护程序。
(3)了解荧光定量 PCR 仪的基本结构、检测原理。

【实验原理】

在荧光定量 PCR 反应中,引入了一种荧光化学物质,随着 PCR 反应的进行,PCR 产物不断累积,荧光信号强度也等比例增加。每经过一个循环,收集一个荧光强度信号,这样我们就可以通过荧光强度变化监测产物量的变化,从而得到一条荧光扩增曲线图(图 22-1)。

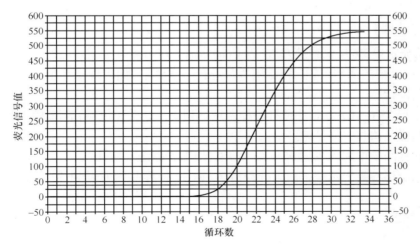

图 22-1 荧光扩增曲线图

横坐标为 PCR 反应循环数,纵坐标为荧光信号值(扣除了基线荧光本底值),S 型曲线为荧光扩增曲线,与横坐标平行的直线为设定的荧光阈值

荧光定量 PCR 仪是在普通 PCR 仪基础上增加了荧光检测和分析系统,主要由 PCR 仪、微量荧光检测光学系统、微电路控制系统、计算机及应用软件组成。在 PCR 的每一循

环结束时,仪器的卤钨灯光源发射出激发光经过滤光器、分光镜、折射镜和透镜,最后投射到扩增管的反应液中,反应液中的荧光物质受到激发光的激发后,产生特定的发射光,经透镜、折射镜、分光镜和多透镜,最后在 CCD 相机上成像(图 22-2)。图像传输给计算机软件系统,经分析后显示出荧光强度增长曲线,荧光的强弱与标本中的 DNA 量成正比。

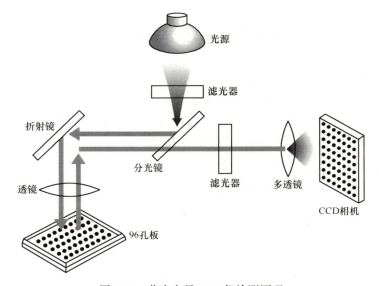

图 22-2　荧光定量 PCR 仪检测原理

【实验器材】

以卤钨灯为光源的荧光定量 PCR 仪一台,专用荧光检测板一个。

【实验步骤】

1. 荧光定量 PCR 仪维护方法(以 GeneAmp 7000 为例)

(1)样品槽的清洁维护:样品槽每月进行一次清洁,如出现样品槽污染情况则随时清洁。操作方法:

1)运行 25℃ HOLD 程序使样品槽温度达到室温。关闭仪器,等待 10 分钟。

2)从样品槽移去样品架。

3)在样品槽中加入少量 95%乙醇溶液,用棉签擦洗反应孔。

4)用干棉签吸干乙醇。向里推动滑门,锁住,使样品槽升温到 50℃,以蒸发掉多余的乙醇。

(2)热盖的清洁维护:热盖每月进行一次清洁,如有需要随时进行。

1)运行 25℃ HOLD 程序使样品槽温度达到室温,关闭仪器,等待 10 分钟。

2)逆时针旋转 GeneAmp 7000 光源检测器顶部旋钮,向后推 GeneAmp 7000 光源检测器至滑轨距离的大约 1/3 处。

3)GeneAmp 7000 光源检测器滑轨上有缺口,从这些缺口垂直抬起 GeneAmp 7000 光源检测器,小心侧放于仪器顶盖上,不要从仪器取走热盖。

4)用湿润的镜头纸清洁加热盖,待干。

5）将 GeneAmp 7000 光源检测器重新安装回滑轨。

2. 荧光定量 PCR 仪光路校准（以 GeneAmp 7000 为例）

（1）光路系统的维护：调准 ROI 参照条：调准 ROI 参照条在仪器更换卤素灯、仪器定期校准或仪器维修后进行。

1）推开滑门，在样品槽中放入荧光检测板。

2）仪器滑门向前滑移盖住样品槽，并关紧。

3）从"Start"菜单或桌面点选运行"GeneAmp 7000 SDS"管理软件。

4）积分时间从 512 毫秒开始，用位置调整点，调节 ROI 的高度与右边线。

5）逐渐增加积分时间，直到可以看到至少四个块（约 4096 毫秒）。

6）调整最左侧位置调整点。

7）减少积分时间到 1024 毫秒，调整上方与底部的位置调整点。

8）减少积分时间以便最右侧块可见但未饱和（约 512 毫秒），调节最右侧位置调整点。如有需要用右上角拖动点调整图像的倾斜度（以左上角为中心旋转）。

9）调节后的参照条宽度必须在 ROI 参照块间有小空隙。

（2）校正 ROI 光路

1）推开滑门，在样品槽中放入荧光检测板。

2）GeneAmp 7000 仪器滑门向前滑移盖住样品槽，并关紧。

3）从"Start"菜单或桌面点选运行"GeneAmp 7000 SDS"管理软件。

4）点选"Show ROI"复选框。每个样品孔周围出现一蓝色椭圆圈。

5）点选"Show Saturation"复选框。

6）设定积分时间为 1024 毫秒；打开卤素灯和光闸。

7）点击"LIVE"按钮获取图像，然后在任何地方左击停止。获取中等程度未饱和图像（无红色图像）。

8）从"Edit"菜单中选择"Calibrate ROIs"每个孔都会选取合适的 ROI，确定 96 孔都被蓝色椭圆圈正确界定。

9）图像太亮太暗都会出现错误信息，相应增加或减少积分时间，并重复上述第 8）步直到无错误信息出现。

10）检查孔 ROI 位置，所有孔信息都应包含在 96 个 ROI 椭圆圈中，如果没有，重复8）和 9）步。

（3）检查样品槽的荧光污染

1）开启 GeneAmp 7000 型荧光定量 PCR 仪电源。

2）从"Start"菜单或桌面点选运行"GeneAmp 7000 SDS"管理软件。

3）从样品槽中移去反应板。GeneAmp 7000 仪器滑门向前滑移盖住样品槽，并关紧。

4）单击"New Document"建立一个新的 GeneAmp 7000 文件。

5）点击"Instrument"中的"Calibrate"显示"ROI inspector"窗口。

6）把"Exposure Time"调到最大，把"Capture image From"调到最敏感的 FiterB 点，单击"Snapshot"获取图像。

7）减少积分时间，改变"Capture image From"中的 A、B、C、D，单击"Snapshot"，观察96 孔中背景荧光。如孔有显著荧光则表示该孔存在荧光污染。

8）按照样品槽的清洁程序清洗样品槽。

（4）更换卤素灯：仪器使用大约 2000 小时后应更换卤素灯。

1）关闭仪器，冷却 15 分钟。

2）将样品板放入仪器样品槽，关闭滑门。在仪器的顶部向上打开灯舱门。

3）拧下固定灯罩的螺丝，将灯罩向前滑移，使其从设备上取下。

4）将旧灯泡向前滑移，使其从夹状支架上取下，并将灯泡从灯座上拔下。

5）把新灯泡尾部的插杆插入灯座上的插孔，使二者连接起来。

6）使灯的长轴与仪器前向平行（即竖直于地面），将新灯泡滑回灯位。

7）在灯舱门处于打开状态下，打开仪器，确认在仪器运行时灯也能打开。

8）盖上灯罩，拧紧螺丝，关上灯舱门。

9）若新卤素灯不工作，GeneAmp 7000 电源保险丝可能有问题。

【实验结果】

将实验结果填入表 22-1 中，便于观察。

表 22-1　荧光定量 PCR 扩增检测仪的维护和光路校准结果

荧光定量 PCR 仪维护	
微软 Windows 2000 操作系统的维护结果	
样品槽的清洁维护结果	
热盖的清洁维护结果	
荧光定量 PCR 仪光路校准	
光路系统的维护结果	
光路系统的校准结果	
样品槽荧光污染的检查结果	

【注意事项】

（1）PCR 扩增仪为贵重精密仪器，应在带教老师的指导下进行实验。

（2）仪器应放置在水平坚固的平台上，外界电源系统电压要匹配，并要求有良好的接地线。

【思考题】

（1）简述荧光定量 PCR 仪的检测原理？

（2）简述荧光定量 PCR 仪的仪器维护方法？

（3）简述哪些情况下需进行光路校准以及光路校准的步骤？

（黄　山）

实验二十三　PCR 检验室内质控图的建立和应用

室内质量控制是对实验室检验结果可靠程度的连续性评价,旨在监控本实验室常规检验的精密度,提高本实验室常规检验中批内、批间样本检测的一致性,以确定实验结果可靠性。

【实验目的】

(1) 掌握荧光定量 PCR 检测乙型肝炎病毒室内质控图的建立。

(2) 掌握"即刻法"质控方法的应用规则。

(3) 了解室内质控操作规程。

【实验原理】

1. 质控图的理论依据

当分析一质控样本时,由于检测的随机误差,当检测次数足够大时,结果的分布接近正态分布。因此,可以用平均值和标准差来描述结果的分布。根据收集结果的时间记录结果,容易看出每一结果与过去结果预期分布的比较,预期分布显示了中央线和由过去结果的平均数和标准差计算的一定界限。这就意味着 68.2% 的结果落在 $\bar{x}\pm1s$ 范围内,95.5% 的结果落在 $\bar{x}\pm2s$ 范围内,即约有 5% 的机会观察到质控结果大于 $\bar{x}\pm2s$,同时有 99.7% 的结果落在 $\bar{x}\pm3s$ 范围内,即有 0.3% 的机会观察到质控结果大于 $\bar{x}\pm3s$,且该结果通常表示方法的问题。正态分布是许多统计方法的理论基础,也是质量控制图的理论依据,在实验室质量控制中,常以 $\bar{x}\pm2s$ 作为上下警告限,以 $\bar{x}\pm3s$ 作为上下控制限。

2. "即刻法"室内质控规则

"即刻法"质控方法的实质是一种统计学方法,即 Grubs 异常值取舍法,只需连续测 3 次,即可对第 3 次检验结果进行质控。在检验项目检测频率不高的情况下,该方法较为实用。现将有关方法简介如下:

"即刻法"的具体计算方法如下:

(1) 计算出测定结果(至少 3 次)的平均值($\bar{x}$)和标准差(s)。

(2) 计算 SI 上限值和 SI 下限值:

$$SI_{上限} = (x_{最大值} - \bar{x})/s$$

$$SI_{下限} = (\bar{x} - x_{最小值})/s$$

(3) 查表 23-1 SI 值表,将 SI 上限和 SI 下限与 SI 值表中的数值进行比较

表 23-1　"即刻法"质控 SI 值表

N	n_{3s}	n_{2s}	N	n_{3s}	n_{2s}
3	1.15	1.15	12	2.55	2.29
4	1.49	1.46	13	2.61	2.33
5	1.75	1.67	14	2.66	2.37

续表

N	n_{3s}	n_{2s}	N	n_{3s}	n_{2s}
6	1.94	1.82	15	2.70	2.41
7	2.10	1.94	16	2.75	2.44
8	2.22	2.03	17	2.79	2.47
9	2.32	2.11	18	2.82	2.50
10	2.41	2.18	19	2.85	2.53
11	2.48	2.23	20	2.88	2.56

当 SI 上限和 SI 下限均<表 22-1 中 n_{2s} 对应的值时,表示处于控制范围内,可以继续进行测定;当 SI 上限和 SI 下限有一值处于 n_{2s} 和 n_{3s} 值之间时,说明该值在 2~3 秒范围,处于"警告"状态;当 SI 上限和 SI 下限值有一值>n_{3s} 时,说明该值已在 3 秒范围之外,属"失控"。数值处于"警告"和"失控"状态时,应重新测定该项质控品和病人样本,但所有数据不管是否超出 3 秒,均应用于统计计算。当检测的数值超过 20 次以后,不必再使用"即刻法"质控统计计算,可以转入常规的质控图的质控。将前 20 次的数值求出的 $\bar{x}$ 和 s 作质控框架图,第 21 次的数值,依次点入即可。

3. Westgard 质控多规则

Westgard 多规则通常有六个质控规则,即 1_{2s}、1_{3s}、2_{2s}、R_{4s}、4_{1s}、10_x 质控规则,在进行质控状态的判断时,只有当所有质控规则判断分析批在控时才决定分析批在控;只要其中之一的质控规则判断为失控就被认定为失控。

一般以 1_{2s} 规则作为警告规则。如果没有质控数据超过质控限,则判断分析批在控,并且可报告病人的结果。如果一个质控测定值超过质控限,应由 1_{3s}、2_{2s}、R_{4s}、4_{1s} 和 10_x 规则来进一步检验质控数据。如果没有违背这些规则,则该分析批在控。如果违背其中任一规则,则判断该批为失控。违背了特定规则可提示发生分析误差的类型。在实践中常由规则 1_{3s} 和 R_{4s} 检出随机误差,而由 2_{2s}、4_{1s}、10_x 规则检出系统误差。当系统误差非常大时,也可由规则 1_{3s} 检出。如表 23-2 所示。

表 23-2 Westgard 质控规则法

符号	定义	误差类型
1_{2s}	一个质控结果>$\bar{x}\pm2s$	随机或系统误差
1_{3s}	一个质控结果>$\bar{x}\pm3s$	随机或系统误差
2_{2s}	两个连续的质控结果同时超出>$\bar{x}\pm2s$	系统误差
R_{4s}	同一批两个质控结果的差值>$4s$	随机误差
4_{1s}	四个连续的质控结果同时>$\bar{x}\pm1s$	系统误差
10_x	十个连续的质控结果同时在均值的同侧	系统误差

【实验器材】

ABI Prism7000PCR 仪,高速台式离心机,荧光定量乙肝病毒 PCR 试剂盒,荧光定量乙肝病毒 PCR 质控品,旋涡振荡混合器,可调微量移液器及相应吸头、金属浴锅(含 96℃

量程)或水浴锅,一次性 PE 手套、卫生口罩等。

【实验步骤】

1. 乙肝病毒 PCR 质控品的检测

按仪器和试剂盒说明书对荧光定量乙肝病毒 PCR 质控品进行检测,由于 PCR 结果原始数据通常很大,一般使用其对数值进行质控统计分析。

2. "即刻法" 室内质控

从乙肝病毒质控品第三个检测数据开始,按"即刻法" 室内质控规则对其检测结果进行室内质控。当检测结果处于"警告"和"失控"状态时,重新测定该项质控品,但所有数据不管是否超出 3 秒,均应用于统计计算。当检测的数值超过 20 次以后,可以转入常规的质控图的质控。将前 20 次的数值求出的均值($\bar{x}$)和标准差(s)作质控框架图,第 21 次的数值,依次点入即可。

3. 质控图均值和标准差的建立

在实际的检验工作中,要通过很多天的实验才能获得质控品的 $\bar{x}$ 和 s,本实验不可能同实际工作一样分很多天完成,可以将不同实验小组的数据按照不同批次或不同天数的检测数据来处理。

4. 绘制质控图及记录质控结果

根据质控品的均值和标准差绘制 Levey-Jennings 控制图(单一浓度水平),将原始质控结果记录在质控图上。

5. 质控规则的应用

将质控规则应用于质控数据,判断每一分析批是在控还是失控。要解决失控,确定造成失控的误差类型是随机的还是系统很重要。不同的失控规则对检出不同类型误差具有不同的能力(灵敏度)。根据失控所违背的规则可基本确定失控原因是随机误差或系统误差。根据误差的类型,查找失控原因。造成系统误差的因素主要有:变换试剂批号、变换校准品批号、校准值错误、试剂配制问题、试剂变质、试剂或校准品保存不妥、加样器不准或校准错误、孵育箱或反应加热块的温度变化、光电比色的光源问题、检验人员的变动等。造成随机误差的因素主要有:在试剂瓶或试剂管道中有气泡、试剂混匀不好、恒温部分温度不稳定、电源电压不稳、个别检验人员操作差(表现在加样重复性和对时间准确判断)等。

6. 失控情况处理及原因分析

常规工作中,常常在病人标本检测前和检测中检测质控品。记录控制值,并绘制于控制图上;控制值在控,病人标本可以检测和报告。控制值失控,停止病人标本的检测,拒发报告;寻找原因,解决问题。开始新的一批检测,失控时的病人标本要求重做。

7. 确认问题得到解决,做好记录

证实问题后,经纠正,重做所有控制品对问题解决予以确认。这些控制品的质控值在控,只说明原有的失控问题确实解决。在进行失控时的病人样品重做时,仍然要再做控制品的检测,此时的控制值绘制于控制图上。事后,应将出现的失控事件和纠正过程形成记录。

【实验结果】

1. 质控图的绘制

确定了质控品的均值和标准差后,绘制 Levey-Jennings 控制图,将原始质控结果记录在质控图上。

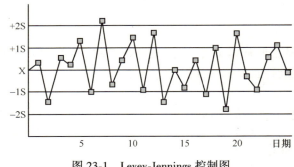

图 23-1 Levey-Jennings 控制图

2. 质控规则的应用

根据绘制的质控图(图 23-1),运用 Westgard 质控多规则,判定一个或一批质控数据可能的误差类型,并做好记录。

3. 失控原因分析

根据绘制的质控图,运用 Westgard 质控多规则判定一个或一批质控数据是否失控,如已失控,要分析失控原因,并做好相关记录。

【注意事项】

(1)在实际临床检验工作中,将新批号的质控品与当前使用的质控品和病人标本一起进行测定,在获得的至少 20 次质控测定结果后,计算出 $\bar{x}$ 和 s,并以此为暂定值作为下 1 个月室内质控图的 $\bar{x}$ 和 s 进行室内质控;1 个月结束后,将该月的所有质控检测结果与前 20 个质控测定结果汇集在一起,计算累积平均数和标准差,以此累积的平均数和标准差作为下 1 个月质控图的均值和标准差。重复上述操作过程,连续 3~5 个月。

(2)以前的有关文献资料建议对数据进行异常值(超出 $\bar{x}\pm3s$ 范围)要剔除后再重新计算余下数据的均值和标准差。目前,许多学者建议,所有数据不管是否超出 3s 均应统计在内,这样更能真实反映实际质控情况。

【思考题】

(1)简述"即刻法"室内质控方法的操作步骤?
(2)简述室内质控图的理论依据?
(3)简述 Westgard 质控多规则与误差类型的关系?
(4)造成系统误差的原因有哪些?

(黄　山)

实验二十四　荧光定量乙型肝炎病毒 PCR 试剂盒性能评价

对试剂盒的性能评估,也是临床检验质量保证的基础,特别是对未使用过的新试剂盒。试剂盒评价的主要指标包括准确度、敏感度、精密度/可重复性、线性/可报告范围、抗干扰性/特异性、交叉污染、稳定性等。

【实验目的】

(1) 了解临床定量检测试剂盒的评价规则。

(2) 掌握荧光定量乙型肝炎病毒 PCR 试剂盒分析灵敏度的评价规则。

【实验原理】

1. 荧光定量 PCR 试剂盒的评价规则

(1) 准确度:即检测均值与真值的一致性,它们的差异称为"偏倚",亦即系统误差,度量准确度亦以不准确度即偏倚来表示。通常以回收率、定值血清的靶值范围、对照试验的结果来分析判断。

(2) 精密度:指在规定条件下所获得的独立检测结果的接近程度。在实际工作中,我们只能定量衡量测量结果的不一致性即不精密度,也即规定条件下所获得的独立检测结果的分散程度,它代表着系统的随机误差。美国临床和实验室标准化协会(CLSI)发布的《临床化学仪器精密度性能的用户评价》方案在生化分析仪、血细胞计数仪、酶标仪等仪器和试剂的评价中得到了广泛的应用。其主要指标包括:批内精密度、批间精密度、日间精密度和总精密度等。其中以批内精密度和总精密度的应用最为广泛,而总精密度则客观地全面地反映了实验室的总体变异情况。

(3) 患者结果可报告范围:定义为患者样本未经任何预处理,由检验方法得到可靠的结果范围。可报告范围的高、低值应是检验方法所能达到线性限。所以患者结果可报告范围可视为对系统线性范围的验证。

(4) 抗干扰作用:临床检验试剂盒主要以人血清或血浆为检测标本,而人体血液成分组成复杂,临床检验试剂盒除了要求人体正常成分不能影响检测项目的检测外,还要求特殊情况下的异常成分,如高血脂、高胆红素、高血红蛋白也不能影响检验项目的检测,这就要求临床检验试剂盒有对特殊血液成分的抗干扰要求。其主要方法就是对患者的样本加入干扰物质和不加干扰物质的样本相比较。

(5) 交叉污染:患者样本的交叉污染是另一个重要的性能参数。如果清洗机械装置、稀释设备或仪器共用反应杯出现问题,即存在有交叉污染的可能。实验方法为:取高、低 2 个浓度各一份标本检测,先取高值标本连续检测 3 次,结果为 H1、H2、H3,然后立即对低值标本进行检测,结果为 L1、L2、L3,按以下公式计算携带污染率:

$$交叉污染率 = (L1 - L3) / (H1 - H3) \times 100\%$$

(6) 分析灵敏度:即可检测的最低分析物浓度,分析灵敏度可通过空白或阴性样本的分析来检测,并计算分析信号响应。分析灵敏度一般被定义为一个阴性样本的 5 次或

10 次重复测试的平均结果的 2~10 倍的标准偏差。分析灵敏度应与分析的可报告范围相区别,最低的可报告限通常被定义为精密度≤20%时的分析浓度。

（7）稳定性:试剂盒稳定性是指试剂盒在规定条件下储存仍保持其性能指标的期限,该期限应符合规定的储存期。在试剂稳定性评价中,如果评价试剂吸光度值、标准品含量、定值血清含量、线性范围、酶促反应时间曲线或化学反应速度时间曲线及其他性能指标,直到这些指标变化超出规定值的 10%以上的期限,为原包装试剂的稳定期。

2. 荧光定量乙型肝炎病毒 PCR 试剂盒检测低限的评价规则

灵敏度试验是可检测的最低分析物浓度即检测系统的分析灵敏度或检测限,包括检测低限(lower limit of detection,LLD)、生物检测限(biologic limit of detection,BLD)、功能灵敏度(functional sensitivity,FS)等。样品单次检测可以达到的非空白检测响应量对应的分析物量为检测低限。某样品单次检测可能具有的最小响应量大于空白检测低限响应量,该样品内含有的分析浓度为生物检测限。以天间重复 CV 为 20%时对应检测限样品具有的平均浓度即为检测系统或方法可定量报告分析物的功能灵敏度。按照国际纯粹和应用化学联合会的规定,测量置信水平为 99.7%时,方法的检测低限由下式算出:检测低限=3s 空白/检测限系列标准曲线斜率。

【实验器材】

ABI Prism7000PCR 仪,高速台式离心机,荧光定量 PCR 试剂盒。旋涡振荡混合器,可调微量移液器及相应吸头、金属浴锅(含 96℃量程)或水浴锅、离心管架及 1.5ml 灭菌离心管、PCR 薄壁反应管(0.2ml) 24 支、一次性 PE 手套、卫生口罩等,正常人血清(或血浆,非肝素抗凝,不含乙肝病毒,此为空白管),检测限系列样品(浓度分别为 $5×10^2$copies/ml、$10×10^2$copies/ml、$20×10^2$copies/ml、$40×10^2$copies/ml、$80×10^2$copies/ml,可用正常血清或配套稀释液稀释试剂盒中的定量标准品得到)。

【实验步骤】

1. 试剂准备

首先应将所有的试剂平衡至室温。每 10 人份 PCR 反应液配液标准为:取 4μl 酶液和 400μl PCR 混合液加入到 1.5ml 离心管中,盖上管盖颠倒混匀。配好的 PCR 反应液必须储存在−20℃并在 4 小时内使用。PCR 反应液的分装:以每管 40μl 分装于 0.2ml PCR 薄壁反应管。

2. 标本提取

在离心管架上放置足够的 1.5ml 离心管,用标记笔在管壁上标上相应的序列号,向离心管中加入 30μl 提取液 A,向每支离心管中加入相应的正常人血清(或血浆)和检测限系列样品各 50μl,振荡混匀 5 秒,室温 12 500g 离心 5 分钟;用微量加液器将离心管中上清小心吸取(可以将枪尖插到与沉淀相对的管底部位吸取上清),尽可能地减少对沉淀的搅动(沉淀用肉眼可能看不到),弃上清,再向每支离心管中加入 25μl 提取液 B,盖严管盖,振荡混匀 15 秒;将各管置于 96℃10 分钟;用微量加液器向每支 1.5ml 离心管中加入 25μl 提取液 C,盖严管盖,振荡混匀 5 秒;将各管置于 96℃10 分钟;室温 12500g 离心 15 分钟(如果不在当天 PCR 扩增,可将提取好的标本储存于 2~8℃,3 天内有效,或储存于−20℃或更低的温度 6 个月内有效);用微量加液器向每支 0.2ml PCR 薄壁反应管中加入相应的提取标本,立即盖严管盖。

3. PCR 扩增

将已加入模板的 0.2ml PCR 薄壁反应管转移至 PCR 扩增仪中,仪器的程序设定如下:UNG 酶温浴 53℃ 3 分钟,预变性 95℃ 3 分钟,循环设置(40 个循环) 95℃ 1 秒、53℃ 30 秒;数据的采集点应设置在 53℃ 30 秒,荧光信号应设置为 Fam 和 Joe。程序运行完毕,记录荧光信号,将 0.2ml PCR 薄壁反应管(闭管)取出放入凹凸袋封好口,按污染源高压处理。

4. 重复检测

实际工作要求空白样品批内重复测定不少于 10 次,本实验中可用不同组间的数据代替。

【实验结果】

(1) 汇总各次或各实验组间数据,计算空白浓度组的均值、标准差。

(2) 计算检测限系列样品的标准曲线斜率。

(3) 计算试剂盒的检测低限

$$99.7\% \text{可信限的检测低限} = 3s \text{ 空白}/\text{标准曲线斜率}。$$

(4) 将试验所得的检测低限值与试剂盒的说明书进行比较,验证试剂盒的分析灵敏度。

【注意事项】

(1) 使用不同的 PCR 仪器,应根据该仪器的说明书设定检测程序。

(2) 所有标本都应作为有传染性的物质处理。

(3) 根据试剂盒要求选择抗凝剂。

(4) 在实验过程中需戴一次性手套,穿工作服,操作结束后应彻底洗手。

(5) 为避免在移液过程中可能带来的污染应使用一次性的吸头。

(6) 在验证检测限时,检测限样品浓度应介于预期检测限浓度 1~4 倍范围内。

【思考题】

(1) 荧光定量 PCR 试剂盒评价的指标有哪些?各项指标的含义是什么?

(2) 简述荧光定量乙型肝炎病毒 PCR 试剂盒分析灵敏度的评价的步骤。

(黄 山)

附 录

附表 1 不同浓度琼脂糖凝胶的 DNA 分离范围

琼脂糖凝胶浓度[%(W/V)]	线性 DNA 的有效分离范围(kb)
0.3	5~60
0.6	1~20
0.7	0.8~10
0.9	0.5~7
1.2	0.4~6
1.5	0.2~3
2.0	0.1~2

附录 2 DNA 在聚丙烯酰胺凝胶电泳的有效分离范围

丙烯酰胺浓度(%)	有效分离范围(bp)	溴酚蓝	二甲苯青
3.5	100~2000	100	460
5.0	80~500	65	260
8.0	60~400	45	160
12.0	40~200	30	70
15.0	25~150	15	60
20.0	10~100	12	45

附表 3 不同浓度聚丙烯酰胺凝胶配方

试剂	制备不同浓度(%)凝胶所用试剂量(ml)				
	3.5%	5.0%	8.0%	12.0%	20.0%
30%丙烯酰胺	11.6	16.6	26.6	40.0	66.6
蒸馏水	67.7	62.7	52.7	39.3	12.7
5×TBE	20.0	20.0	20.0	20.0	20.0
10%过硫酸铵	0.7	0.7	0.7	0.7	0.7

附表 4 蛋白质在不同浓度聚丙烯酰胺凝胶的分离范围

凝胶浓度(%)	分离范围(kD)	凝胶浓度(%)	分离范围(kD)
15	12~43	7.5	39~94
10	16~68	5.0	57~212

附表 5　不同浓度分离胶的配方一览表

试剂	不同浓度和体积凝胶中所对应的各种组分的取样量							
	5	10	15	20	25	30	40	50
6%胶								
水	2.6	5.3	7.9	10.6	13.2	15.9	21.1	26.5
30%丙烯酰胺溶液	1.0	2.0	3.0	4.0	5.0	6.0	7.0	8.0
1.5mol/L Tris(pH8.8)	1.3	2.5	3.8	5.0	6.3	7.5	10.0	12.5
10%SDS	0.05	0.1	0.15	0.2	0.25	0.3	0.4	0.5
10%过硫酸铵溶液	0.05	0.1	0.15	0.2	0.25	0.3	0.4	0.5
TEMED	0.004	0.008	0.012	0.015	0.016	0.02	0.032	0.04
8%胶								
水	2.3	4.6	6.9	9.3	11.5	13.9	18.5	23.2
30%丙烯酰胺溶液	1.3	2.7	4.0	5.3	6.7	8.0	10.7	13.3
1.5mol/L Tris(pH 8.8)	1.3	2.5	3.8	5.0	6.3	7.5	10.0	12.5
10%SDS	0.05	0.1	0.15	0.2	0.25	0.3	0.4	0.5
10%过硫酸铵溶液	0.05	0.1	0.15	0.2	0.25	0.3	0.4	0.5
TEMED	0.004	0.006	0.009	0.012	0.015	0.018	0.024	0.03
10%胶								
水	1.9	4.0	5.9	7.9	9.9	11.9	15.9	19.8
30%丙烯酰胺溶液	1.7	3.3	5.0	6.7	8.3	10.0	13.3	16.7
1.5mol/L Tris(pH8.8)	1.3	2.5	3.8	5.0	6.3	7.5	10.0	12.5
10%SDS	0.05	0.1	0.15	0.2	0.25	0.3	0.4	0.5
10%过硫酸铵溶液	0.05	0.1	0.15	0.2	0.25	0.3	0.4	0.5
TEMED	0.002	0.004	0.006	0.008	0.01	0.012	0.016	0.02
12%胶								
水	1.6	3.3	4.9	6.6	8.2	9.9	13.2	16.5
30%丙烯酰胺溶液	2.0	4.0	6.0	8.0	10.0	12.0	16.0	20.0
1.5mol/L Tris(pH 8.8)	1.3	2.5	3.8	5.0	6.3	7.5	10.0	12.5
10%SDS	0.05	0.1	0.15	0.2	0.25	0.3	0.4	0.5
10%过硫酸铵溶液	0.05	0.1	0.15	0.2	0.25	0.3	0.4	0.5
TEMED	0.002	0.004	0.006	0.008	0.01	0.012	0.016	0.02
15%胶								
水	1.1	2.3	3.4	4.6	5.7	6.9	9.2	11.5
30%丙烯酰胺溶液	2.5	5.0	7.5	10.0	12.5	15.0	20.0	25.0
1.5mol/L Tris(pH 8.8)	1.3	2.5	3.8	5.0	6.3	7.5	10.0	12.5
10%SDS	0.05	0.1	0.15	0.2	0.25	0.3	0.4	0.5
10%过硫酸铵溶液	0.05	0.1	0.15	0.2	0.25	0.3	0.4	0.5
TEMED	0.002	0.004	0.006	0.008	0.01	0.012	0.016	0.02

附表6　5%浓缩胶的配制组分

试剂	不同体积凝胶中所对应的各种组分的取样量(ml)							
	1	2	3	4	5	6	8	10
水	0.68	1.40	2.10	2.70	3.40	4.10	5.50	6.8
30%丙烯酰胺溶液	0.17	0.33	0.5	0.67	0.83	1.0	1.3	1.7
1.5mol/L Tris(pH 8.8)	0.13	0.25	0.38	0.50	0.67	0.75	1.00	1.25
10%SDS	0.01	0.02	0.03	0.04	0.05	0.06	0.08	0.1
10%过硫酸铵溶液	0.01	0.02	0.03	0.04	0.05	0.06	0.08	0.1
TEMED	0.002	0.004	0.006	0.008	0.01	0.012	0.016	0.02

附表7　常用电泳缓冲液

缓冲液	储存液(/L)		应用液
Tris-乙酸(TAE)	50×:Tris 碱	242g	1×TAE
	冰乙酸	57.1ml	
	0.5mol/L EDTA(pH 8.0)	100ml	
Tris-硼酸(TBE)	5×: Tris 碱	54g	1×TBE
	硼酸	27.5g	或
	0.5mol/L EDTA(pH 8.0)	20ml	0.5×TBE
Tris-磷酸(TPE)	10×:Tris 碱	108g	1×TPE
	85%磷酸(1.6g/L)	15.5ml	
	0.5mol/L EDTA(pH 8.0)	40ml	
碱性缓冲液	1×: 10mol/L NaOH	5ml	1×
	0.5mol/L EDTA(pH 8.0)	2ml	

（毕　莹　黄　健）

参 考 文 献

陈宏,何裕隆,余元龙等.2002.外周血 p53 基因检测与大肠癌早期诊断关系.广东医学,(23):1269~1270

冯作化.2005.医学分子生物学.北京:人民卫生出版社

高劲松,仝明,何蕴韶等.2002.荧光定量逆转录-聚合酶链反应检测白血病 bcr/abl mRNA.中华血液学杂志,23:363~366

顾桂玲,王群,郭恒昌.1998.载脂蛋白 E 基因型分型方法.中华医学检验杂志,20(4):220~222

胡卫华,李铁臣,孙惠兰.2005.非变性聚丙烯酰胺凝胶电泳及银染法临床应用探讨.实用医学杂志,(21):425~427

黄山,许健,邓小林.2009.医学实验室全面质量管理理论与实践,贵阳:贵州科技出版社

李金明.2007.实时荧光 PCR 技术.北京:人民军医出版社

刘维全,高士争,王吉贵.2009.精编分子生物学实验指导.北京:化学工业出版社

卢健.2010.细胞与分子生物学实验教程.北京:人民卫生出版社

吕建新.2004.分子诊断学.北京:中国医药科技出版社

马文丽.2011.分子生物学实验手册.北京:人民军医出版社

钱士匀.2006.分子诊断学实验指导.北京:高等教育出版社

申子瑜,李金明.2002.临床基因扩增检验技术.北京:人民卫生出版社

孙蕾,郑松柏,徐建华等.2007.化学发光免疫法检测 AFP 的分析灵敏度核实实验及评价,现代检验医学杂志

王小柯,王守训.2010.生物化学与分子生物学实验指导.北京:军事医学科学出版社

徐克前.2007.分子生物学检验技术实验指导.第 2 版.北京:人民卫生出版社

徐湘民.2010.地中海贫血预防控制操作指南.北京:人民军医出版社

杨有业,张秀明.2008.临床检验方法学评价.北京:人民卫生出版社

叶应妩,王毓三.2006.全国临床检验操作规程.第 3 版.南京:东南大学出版社

张维铭.2007.现代分子生物学实验手册.北京:科学出版社

周俊宜.2003.分子生物学基本技能和策略.北京:科学出版社

周玉球,肖鸽飞,李莉艳,等.2002.Gap-PCR 作为临床一线 α-地中海贫血携带者筛查技术的应用评价。第一军医大学学报,22(5):434~436

Amy Yuk-yin CH,Chi-chiu S,Edmond Shiu-kwan M,et al.2007.A laboratory strategy for genotyping haemoglobin H disease in the Chinese.J Clin Pathol,60:931~934

Fukui T,Ohe Y,Tsuta K,et al.2008.Prospective study of the accuracy of EGFR mutational analysis by high-resolution melting analysis in small samples obtained from patients with non-small cell lung cancer.Clin Cancer Res,1;14(15):4751~7.

Glare EM,Divjak M,Bailey M J,et al.2002.β-actin and GAPDH housekeeping gene expression in asthmativ airways is variable and not suitable for normalising mRNA levels.ORIGINAL ARTICLE,57:765~770

J.萨母布鲁克.2002.分子克隆实验指南.第 3 版.北京:科学出版社

Lee WI,Kantarjian H,Glassman,et al.2002.Quantitative measurement of BCR/ABL transcripts using real-time polymerase chain reaction.Annal Oncology,13:781~788

Orapan S1,Wattanan M,Thongperm M1,et al.2008.A scoring system for the of classification β-thalassemia/Hb E disease severity.Hematology,83(6):482~484

Willmore-Payne C,Holden JA,Layfield LJ.2006.Detection of epidermal growth factor receptor and human epidermal growth factor receptor 2 activating mutations in lung adenocarcinoma by high-resolution melting amplicon analysis:correlation with gene copy number,protein expression,and hormone receptor expression.Hum Pathol,37(6):755~763